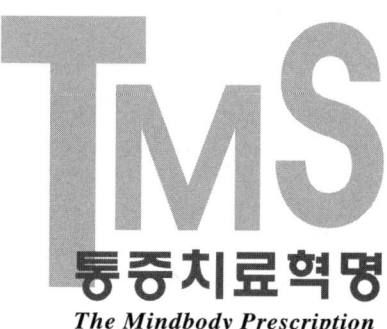

TMS 통증치료혁명
The Mindbody Prescription

TMS
통증치료혁명
The Mindbody Prescription

존 E. 사노 지음
신 승 철 옮김

승산

THE MINDBODY PRESCRIPTION
Copyright ⓒ 1998 by John E. Sarno
Korean Translation copyright ⓒ 2000 by Seung San Publishers
The Korean edition is published by arrangement with Warner Books
through Imprima Korea Agency.

이 책의 한국어판 저작권은 임프리마 코리아 에이전시를 통해 Warner Books와의 독점 계약으로 도서출판 승산에 있습니다. 한국 내에서 보호를 받는 저작물이므로 무단 전재와 무단 복제를 금합니다.

TMS 통증치료혁명

1판 1쇄 펴냄 2000년 11월 15일
1판 4쇄 펴냄 2018년 12월 7일

지은이 존 E. 사노
옮긴이 신승철
펴낸이 황승기
펴낸곳 도서출판 승산
등록날짜 1998년 4월 2일
주소 서울시 강남구 테헤란로34길 17 혜성빌딩 402호
대표전화 02-568-6111
팩시밀리 02-568-6118
이메일 books@seungsan.com

값 9,000원

ISBN 978-89-88907-14-6 03510

이 도서의 국립중앙도서관 출판시도서목록(CIP)은
서지정보유통지원시스템홈페이지와
국가자료공동목록시스템에서 이용하실 수 있습니다.
(CIP제어번호: CIP2007001990)

> 나의 환자들에게 고마움과 애정을 담아 이 책을 바친다.
> 그들은 내가 진료활동을 하는 과정에서 지식의 원천이었고,
> 또한 즐거움의 샘이었다.

차 례

- 감사의 말 · 9
- 서 문 · 10
- 들어가는 말 : 역사적 조명 · 15

제 1부 심인성 질환의 심리와 생리

1. 심인성 질환의 심리 : 두 마음의 이야기 · 33
정서적 마음(사이키)의 구조 · 40
무의식 속의 억압과 분노 · 43
무의식적인 분노와 참을 수 없는 감정 : 숨겨진 범인 · 47
의식적 분노의 억제 · 49
화가 아닌 분노 · 50
분노가 범인인지 어떻게 아는가? · 50
회 피 : 양동책으로서 증상 · 51
분노의 원천 · 53

2. 심신성 과정의 메커니즘 · 68
심인성 개념 · 68
심신 의학의 위상 · 69
정서 때문에 일어난 신체 질환 분류 · 74
심인성 국지(전환·히스테리) 질환 · 75
심인성 질환의 신경생리학 · 79
신체화의 신화 · 82
TMS의 병리생리학 · 84
캔디스 퍼트와 동료들의 작업 · 87

제 2부 신체적으로 나타난 심인성 질환

3. 긴장성 근육통 증후군 · 93
허리와 다리의 통증 · 94
허리와 다리 통증에 관계되는 신경군 · 96
파블로프의 조건형성 — 프로그래밍 · 100
신체 구조적 이상 · 106
기타 진단들 · 114
허리와 다리 통증에 대한 관례적인 치료법 · 122

4. 등 위쪽과 목·어깨·팔에서 나타나는 현상 · 125
목신경 관련 통증 · 126
TMS와 뇌신경 · 127
관례적인 진단법 · 129
관례적인 치료 방법 · 137

5. 힘줄에서 일어나는 증상 · 138
무릎 건염 · 138
어깨 건염 · 140
테니스 엘보 · 141
발의 건염 · 142
정강이 부목 · 142
오금힘줄의 꼬임 · 143
꼬리뼈통증 · 144

6. 만성통증과 라임병 · 146
만성통증 · 146
라임병 · 150

7. TMS와 유사한 증상들 · 151
위장병 · 152
순환계 질환 · 155
피부질환 · 157
면역계 질환 · 158
비뇨생식기 질환 · 163
심장기전 질환 · 164
그 밖의 질환들 · 165

8. 감정이 영향을 미치는 질환들 · 171
자가면역 질환들 · 172
심혈관 질환 · 173
암 · 177

제3부 심인성 질환 치료

9. 치료 프로그램 : 지식의 힘 · 183
신체 구조적 진단을 거부하라! · 186
동시성의 원칙 · 187
통증이 심인성이라는 걸 깨닫자! · 188
심리적인 것을 받아들여라! · 189
육체적 활동과 두려움의 요인 · 192
진통제를 먹지 말고 미리 예방하자! · 193
뇌의 전략이 작용하는 방법 · 194
아는 것이 곧 치료다! · 195
책을 통한 치료 · 195
플라시보 효과와 노시보 효과 · 201
치료 프로그램 · 204
함정 · 문제점 · 의문점들 · 207
정신치료 · 209
의문점들 · 211
통증 위치 대체 · 215
재 발 · 217
치료의 필수조건 · 218
대체 의학 · 219
맺는 말 · 221

첨부 : 학술적 문제들 · 222
프로이트와 그 너머 · 222
전환 대 심인성 증상 · 223
신체적 증상 · 225
나르시스적 분노 · 231
신체적 증상 · 불안 · 공포 · 강박 · 232
내부의 악마와 성자 · 233
심인성 신체 증상을 이해하기 · 235
프란츠 알렉산더의 공로 · 236
하인즈 코헛 · 240
스탠리 코언 · 242
무의식은 의식이 될 수 있는가? · 242
신경생물학 · 정신생물학 · 탈규제 · 244

옮긴이 말 · 252

감사의 말

바쁜 가운데서도 내 원고를 읽어준 많은 분들에게 감사의 말을 드리고 싶다. 프랜시스 앤더슨·짐 캠포벨로·스탠리 코언·알린 페인블라트·매리언 하트·루스 임버·아이라 래쉬봄·에릭 셔먼 등 여러 정신치료사들에게도 감사를 표한다. 그들은 오랜 세월 나와 함께 일해 왔으며, 내가 무의식의 정신역동학을 이해하는 데 커다란 도움을 주었다.

의학 책자의 저자이며 또 편집자로서 오랜 경력을 쌓은 나의 아내 마사 테일러 사노의 제안도 매우 큰 도움이 되었다.

앨리스 마텔이라는 예민하고, 사교적이고 또 유능한 문학 에이전트를 알게 된 것도 커다란 행운이었다. 출간에 따른 애로사항은 그리 많지 않았으나, 문제가 발생할 때마다 그녀가 매우 원만하게 해결해 주었다.

〈등통 치료법 *Healing Back Pain*〉의 편집자이며 이 책의 원 편집자였던 수잔 서프스와 함께 일한 것도 즐거운 추억이었다. 안타깝게도 그녀는 편집 도중 전직을 하여 워너 북스를 떠났다. 그러나 수잔 샌들러가 나의 편집자가 되었을 때, 행운은 다시 한 번 나에게 미소를 보냈다. 수잔은 고참 편집인이기도 하다. 나는 조직적으로 깔끔하게 내용을 변경하라는 그녀의 권고를 지금도 고맙게 생각한다. 만약 그녀의 편집이 없었더라면, 글의 일부는 매우 우스꽝스럽게 보였을 것이다.

이런 난처한 상황을 면하게 해준 그녀에게 다시 한 번 감사드린다.

그리고 마지막으로 나의 비서이며 타자와 컴퓨터 전문가인 메어리 올랜드에게 고마움을 전한다. 원고를 수도 없이 뜯어고치는 과정에서도 미소를 잃지 않는 그녀의 착한 심성에 그저 감탄할 뿐이다.

'고맙소, 메어리.'

서 문

통증·장애·무지·공포 이 4대 현상이 지난 수십 년 동안 서방세계를 괴롭혀 왔다. 앞으로도 이 현상은 줄어들 기미가 보이지 않는다. 등·목·사지의 통증은 만연되어 있고, 통계 수치는 그런 질병이 점점 더 퍼져나가고 있음을 보여준다. 미국 산업계 내에서 등통[*1]에 의한 장애는 해마다 늘어나는 추세에 있다.

종업원의 대부분이 컴퓨터를 사용하는 회사들은 종업원들의 질병과 건강보험 문제로 골치를 앓고 있다. 그 이유는 반복성 스트레스 손상(RSI : repetitive stress injury)이라는 새로운 통증 질환 때문이다. 수백만 명의 사람들(특히 여성)이 섬유근육통 *fibromyalgia*이라는 원인 모를 통증으로 고생하고 있다. 의학계에선 이 증상을 진단하고 치유하려고 다방면으로 노력하고 있으나, 이 통증은 여전히 계속되고 있다.

이 책은 그런 유행병을 다룬 것이다. 그러한 통증 질환의 원인을 밝히는 임상 경험과, 그 통증을 치료하는 방법을 서술하고 있다. 그러나 안타깝게도 정통 의학계에서는 나의 진단을 거부하고 있다. 나의 진단은 '물리적 증상이 정서적 현상에서 비롯된다' 는 이론에 바탕을 두고 있기 때문이다.

그러나 많은 현명한 일반인들은 내 이론을 받아들였다. 왜냐하면 그들은 주류 의학계와 같은 편견에 시달리지 않기 때문이다.

통증유행병이 제대로 인식되지 못한 것처럼, 많은 신체적 질환들이 똑같은 심리적 과정을 거쳐 발생하는 것으로 보이고 나서부터는 그런 통증 증후군과 유사 증상으로 인식되어 왔다. 사실, 널리 퍼져 있는 통증 질환들처럼, 신체적 질환들은 해마다 끊임없이 일어나며 서구사회에서는 매우 보편화되어 버렸다. 그런 질환들에는 두통 · 위장병 · 알레르기 · 호흡기질환 · 피부질환 · 비뇨기과 · 산부인과 증상 등이 포함되는데, 일상생활에서 흔히 볼 수 있는 것들이다.

만약 이런 질병들이 대부분 심인성(정신 탓)[2] 이라면(나의 목적은 그 심인성을 증명하려는 것이다), 우리는 엄청난 규모의 공중 보건 문제를 안고 있는 셈이다. 이런 현상의 의학적 · 사회적 · 경제적 의미는 너무나 분명하며, 나는 그런 의미들을 하나씩 열거해 나갈 생각이다.

이 책은 주로 인간의 정서 · 질병 · 건강 문제를 다루고 있다. 이 세 가지가 어떻게 서로 연관되며, 건강을 촉진하고 신체적 질환들을 물리치기 위해 어떻게 해야 하는가를 설명하고 있다. 이 책의 핵심 사상은 *24년 동안 긴장성(신경성) 근육통 증후군(TMS: Tension Myositis Syndrome)*[3] 이라는 심인성 질환을 성공적으로 치료해온 임상 경험에서 나온 것이다. 나는 이 증후군에 대한 최신 정보를 제공할 생각이지만, 그보다는 정서가 신체 기능에 미치는 영향을 더 집중적으로 다룰 생각이다.

마음과 신체의 관계에 대한 논의는 20세기초에 서구 의학계에서 잠깐 반짝했다가, 그후 완전히 망각의 상태에 묻혀버렸다. 이러한 역사적 추세의 배경에는 정신분석 이론의 배척 · 실험 연구 결과에 대한 관심 증가 · 심리적 문제를 언급하지 않으려는 의사들의 경향(그들은 자신들이 인체를 다루는 엔지니어라고 생각한다) 등의 원인이 자리잡고 있다. 현 시점에서 볼 때, 무의식 속에 들어 있는 억압된 정서가 신체 질환을 일으킨다는 사실을 믿는 의사들은 별로 많지 않다. 그것을 믿는 사람으로는 정신분석학자가 유일한데, 정신의학이나 일반의학에 대한 그들의 영향력은 제한되어 있다. 특히 신체의학을 전공한 의사들 중에 '무의식이 곧 발병 원인이다'라는 사실을 믿는 사람은 거의 없다.

주류 의학계의 이런 냉대에도, '마음-신체의 관계'에 대해서는 많은 연구 논문이 발표되었다. 또한 세심한 연구가 수행되어 심장 동맥 질환이나 고혈압의 병리적 원인으로 심리적 요인이 도사리고 있다는 것이 밝혀졌다. 정신분석학 이외의 분야에서, 무의식이 신체적 질병의 원인이 될 수 있다고 밝힌 사람은 내가 알기로 단 한 사람뿐이다. 사람들은 스트레스·분노·불안·고독·우울 등에 대한 말을 많이 듣지만, 그것들을 의식적·지각적 정서라고 생각한다. 흔히 이런 느낌들은 디스크 탈출증·근육통·반복성 스트레스 손상 같은 신체 구조적 병리 과정을 악화시킨다고 받아들여진다.

최근에 들어와서는 프로이트를 배척하는 분위기가 만연되어 있다. 이런 상황에서 나의 이론이 프로이트의 임상 관찰 및 이론과 거의 동일하다고 말하면 정통 의학계의 반박을 자초하게 될 것이다. 하지만 나는 임상 경험의 결과로 그 사실을 알게 되었을 뿐, 처음부터 프로이트의 이론을 입증하려고 작업에 착수했던 것은 아니다. 나의 핵심 사상은 임상 관찰의 자연스러운 결과였다. 내 이론은 마음과 신체의 관계에 대한 사전 이론에 바탕을 둔 것이 아니다. 프로이트의 환자들도 그러했지만, 나는 내 환자들의 신체적 증상이 무의식 속에 억압된 강력한 느낌의 직접적 결과라는 것을 알게 되었다. 게다가 나는 다음과 같은 세 명의 정신분석학자의 개념을 끌어들였다.

1) 프란츠 알렉산더 : 시카고 정신분석연구소의 창립자로서 *20*세기에 들어와 심신 의학을 개척한 사람.
2) 하인즈 코헛 : 자기 심리학 *Self Psychology*으로 알려진 심리학을 개념화했고, 나르시스적인 분노의 중요성을 강조한 사람.
3) 스탠리 코언 : 내가 연구하는 TMS라는 심인성 질환이 일종의 방어책이며, 환자의 무의식 속에 억압된 끔찍한 감정으로부터 환자의 주의를 다른 곳으로 돌리려는 회피 전술이라고 설명한 사람.

이 책은 무의식 속에 억압된 감정이 일으키는 신체적 질환을 다루고 있다. 이러한 질환은 매우 구체적이기 때문에 정확하게 진단될 수 있고, 또 성공적으로 치료될 수 있다.

긴장성(신경성) 근육통 증후군(TMS: Tension Myositis Syndrome)은 현재 서구사회에서는 가장 흔한 심인성 신체 질환이다. 내가 〈등통 치료법 *Healing Back Pain*〉을 펴낸 이후, 공중 보건상 매우 중요한 또 다른 고통스러운 질병들의 실체가 드러났다. 그런 질병들 역시 분명한 TMS다.

이 책은 3부로 나누어져 있다.

제 *1*부는 심인성 신체 질환을 불러일으키는 심리학을 설명하고 있다. *1*부에는 하나의 가교 기능을 하는 장을 포함하고 있는데, 거기서는 심인성 과정의 정신신경생리학을 다룬다. 바꾸어 말하면, 정서가 두뇌를 자극하여 신체적 증상을 일으키는 과정을 더듬어 본다.

이 가교를 건너간 다음 — 가교라고 하니까 좀 거창하게 들리기는 하지만 — 제 *2*부에서는 TMS를 비롯하여 각종 심인성 신체 질환에 대한 구체적 사례를 다룬다. 나는 이 TMS 때문에 심신 의학의 세계에 발을 들여놓게 되었다. 이런 질환으로는 가장 흔한 것이 위장관질환·두통·알레르기·피부질환 등을 들 수 있다.

제3부는 이런 질환에 대한 치료를 다룬다.

관심 있는 분들을 위해서 심인성 과정의 학술적 측면을 다룬 첨부 자료를 맨 뒤에 붙였다.

독자들에게 주의 말씀을 한 가지 드리고 싶다. 이 책의 내용은 나의 임상 경험과 그 경험에서 나온 이론을 기술해놓은 것이다. 하지만 전문의가 심각한 질병의 가능성이 없다고 진단을 내려주기 전까지, 독자는 이 책의 내용에만 근거하여 자신의 증상을 심인성 질환이라고 함부로 진단해서는 결코 안 된다.

*1. 등통 *back pain*이란 등뿐만 아니라 목 통증·어깨 통증(어깨 결림)·허리 통증(요통)을 모두 아우르는 말이다. 하지만 대부분의 등통이 허리 통증이기 때문에 일반적으로는 요통이란 말로 쓰인다. 이 책에서는 등통과 요통을 분리해서 썼다. ─ 옮긴이 주

*2. 원서에서는 심인성(心因性)이라는 낱말을 'mindbody', 'psychosomatic', 'psychogenic' 세 가지로 구분하고 있다. 전문 의학용어로는, 그리스어로 마음을 뜻하는 'psycho'와 육체를 뜻하는 'somat'이 합쳐진 'psychosomatic'이 가장 널리 쓰이고 있는데, 지은이는 독자들의 이해를 돕기 위해 'mindbody'라는 쉬운 말을 만들었다. 'psychogenic' 역시 '마음에서 비롯된'이란 뜻을 지니며 'psychosomatic'과 동의어로 쓰인다. 우리나라 의학계에선 'psychosomatic'과 'psychogenic'이 똑같이 심인성이라는 말로 쓰이며 일반인들에게도 잘 알려져 있기 때문에 이 책에서는 대부분 심인성이란 낱말로 옮겼고, 필요한 경우엔 원어를 달았다. ─ 옮긴이 주

*3. 긴장성 근육통 증후군(TMS)이란 외상으로 인한 근육통을 제외하고, 그 원인이 현재까지 알려지지 않은 근육통을 일컫는 말이다. 하지만 대부분 그 원인이 심리적인 것으로 알려져 있기 때문에 긴장성(신경성)이라는 말을 붙이며, 지은이는 오랜 임상 실험을 통해 TMS의 원인이 심인성(정신 탓)임을 주장하고 있는 것이다. ─ 옮긴이 주

들어가는 말 : 역사적 조명

내가 의과대학을 졸업한 이래, 갖가지 통증 문제는 대부분의 산업화된 서구국가에서 중요한 유행병이 되었다. 이러한 질환을 진단하고 치료하는 문제는 이제 미국에서 거대 산업으로까지 등장했다. 등통 문제만 해도 미국은 1년에 700억 달러가 넘는 비용을 사용하고 있다. 만약 손목굴 증후군 *Carpal Tunnel Syndrome* 같은 모든 현대의 통증 유행병을 합친다면, 그 수치는 두 배 이상 올라갈 것이다.

그런데 이러한 통증은 유행병이라고 여겨지지도 않는다. 생명을 위협하는 질환이 아니기 때문에 사람들은 그에 따른 재정적·사회적·정서적 파괴 정도를 제대로 깨닫지 못한다. 이런 유행병이 치명적이지 않다는 사실만이 다소 위안이 될 뿐, 다른 중대한 병보다 신체적으로나 정서적으로 더 심각한 상태를 가져올 수 있기 때문에 위험하다. 양 다리가 완전 마비되었더라도, 재활 훈련을 열심히 한 사람은 정상적인 생활을 유지할 수 있다. 그러나 심각한 만성통증으로 고통받는 사람은 거의 장애인 수준에 이르게 된다. 일도 하지 못하고, 신체활동도 거의 하지 못하는 것이다.

그래서 당장 이런 질문이 제기된다.

왜, 어떻게, 이런 일이 발생했을까?

수백만 년 동안 잘 진화해 오다가 갑자기 정상적인 기능을 하지 못하게 되었단 말인가?

지난 40년 동안에 느닷없이 나타난 신체상의 구조적 결함이라도 있다는 말인가?

　이런 통증 질환이 신체 구조적 결함에 의한 것이 아니라면, 이런 유행병들은 어떻게 설명될 수 있을까?

　등·목·어깨 통증에 대한 나의 초창기 진단 및 치료 방법은 매우 불쾌하고 또 갑갑한 것이었다. 전통적인 진단과 비수술 치료법은 들쭉날쭉 하는 실망스런 결과만 낳았다. 진단과 치료의 배경을 환자들에게 설명해 주면서도 나는 불편했다. 나의 설명이 생리적·해부학적 논리와 맞지 않았기 때문이다.

　이미 *1904*년 당시에 의사들은 각종 근육통을 발견했지만, 그 통증에 대한 정확한 병리학이나 원인을 발견하지 못했다. 그래서 나는 등통의 원인은 미상인 것처럼 하면서 환자에게 접근했다. 나는 가장 먼저 피해를 입는 조직이 근육이라는 사실을 발견했다. 목·어깨·등·엉덩이 근육에 뭔가 이상이 발생한 것이었다.

　이상이 생긴 근육은 X선으로 쉽게 확인되기 때문에, 대부분의 의사들은 그 통증이 척추의 구조적 이상, 가령 퇴행성(노화에 따른) 이상·선천적 이상·혹은 척추의 부정렬 등에서 비롯된다고 진단했다. 다른 의사들은 근육이 약하거나 비틀렸기 때문에 아프다고 생각했다. 더욱이 등·목·어깨의 통증은 팔이나 다리 통증을 동반했다. 그래서 팔이나 다리를 관장하는 척수신경에서 구조적 이상이 발견되면, 의사들은 더 이상 엄밀한 과학적 진단을 하지 않고 통증이 곧 신체 구조적 이상에서 비롯되었다고 진단 내렸다. 그러나 세세히 신체에 대해 검사한 결과, 의심되었던 주범은 무죄인 것이 밝혀졌다.

　뼈나 디스크의 비틀림이 그런 통증을 만들어 내는 것이 아니었다. 그런데도 의사들은 환자의 통증을 척추 탓으로 돌렸다.

　그리하여 서로 다른 분야의 전문가들 사이에서 야합이 벌어졌다. 여러 해 동안 전문의들한테 비과학적이라고 비판받아 오던 척추지압요법사가 등통의 치료사로서 인정받게 된 것이다. 척추지압요법사들은 언제나 척추의 구조적 이상이 등통의 원인이라고 주장했다. 의사들도 똑같이 믿고 있었으므로, 척추지압사들이 등통 치료 집단의 일원이 되는 것은 너무나 당연했다. 이런 치료 집단에는 정골사 · 자연요법사 · 정형외과 의사 · 신경과 의사 · 신경외과 의사 · 물리치료사 · 침술사 · 기타 운동요법사 및 마사지요법사 등도 들어갔다. 이들이 공통적으로 갖고 있는 생각은 척추와 그 부근의 근육이 손상을 입었기 때문에 적절한 물리적 치료를 해주어야 한다는 것이었다.

그 중에서 외과 수술이 가장 거칠고 흔한 대안이 되었다.

몇몇 종류의 구조적으로 일어나는 염증은 그 성질이 아직까지 전혀 밝혀지지 않았지만 상당한 통증을 일으킨다고 보기 때문에 대량의 스테로이드 혹은 비스테로이드 투약이 처방되었다.

현재 통증 증후군을 치료하기 위해 사용되는 많은 진단 · 치료 프로그램을 감안해 볼 때, 기존 치료 프로그램의 변경은 엄청난 재정적 손실을 가져오게 된다. 왜냐하면 만성통증에 대한 진단과 치료는 이제 미국에서 거대 산업이 되었기 때문이다. 그러나 정확한 진단과 치료는 엄청난 돈을 절약할 수 있다.

1970년대 초에 이 통증이라는 유행병이 무성하게 번져나갈 때, 나는 목 · 어깨 · 등의 통증과 관련하여 전통적인 진단과 치료법의 타당성에 의문을 품게 되었다. 이 문제를 좀더 자세히 검토한 나는 뒷머리에서 엉덩이에 이르는 등의 근육이 주된 피해 조직이라는 것을 알았다. 이것은 연구자들이 보통 섬유근육통 *fibromyalgia*, 섬유조직염 *fibrositis*, 근막통증 *myofascial pain*이라고 부르는 질병에 대한 여러 해에 걸친 작업성과를 입증해 준다. 나는 관계 문헌을 검토하고 또 환자들과의 임상 경험의 결과, 그런 통증 질환이 TMS의 일부라는 것을 알게 되었다. TMS는 고통스러운 근육통이기는 하지만 무해(無害)한 근육

변화에 불과한 것이었다.

그렇다면 팔과 다리에 나타나는 신경학적 징조나 증상은 어떻게 된 것인가?

한동안 나는 그 증상이 척추가 구조적으로 짓눌렸거나 다른 의사들이 말하는 신비한 '염증' 에 의한 것일 거라고 짐작했다. 그러나 모순되는 사항들이 점점 발견되자, 나는 근육통을 일으키는 과정이 그런 팔다리의 신경 증상마저도 일으킨다는 결론에 이르렀다. 그렇다면 그 과정이란 무엇인가?

의사는 환자의 병력을 검토할 때 기계적으로 과거 혹은 현재의 질병이나 증상을 살핀다. 나는 통증을 호소한 나의 환자들 중 *88퍼센트*가 가슴쓰림 · 궤양 전 증상 · 열공(裂孔) 탈출증(식도의 열공으로부터 구조물이 돌출한 것 −옮긴이 주) · 대장염 · 경련성 결장 · 설사 증상 같은 위장병을 갖고 있고, 또 긴장성 두통 · 편두통 · 습진 · 빈뇨 등의 긴장성 반응을 갖고 있는 것을 발견했다.

물론 모든 의사가 이런 증상이 심리적인 현상과 관련 있다고 보지는 않는다. 그러나 가정의로서 나의 임상 경험과 나 자신의 병력을 살펴볼 때, 나는 그러한 결론을 내리는 것에 조금도 주저하지 않는다.

예를 들어, 나는 여러 해 동안 편두통으로 고생을 해왔다. 먼저 눈앞에 번쩍거리는 '빛' 이 보이고 그 다음에는 반드시 편두통이 왔다. 그런데 어떤 사람이 그 편두통은 억압된 분노 때문일지 모른다고 내게 말해 주었다. 그 다음 번에 또다시 '빛' 이 번쩍거리자, 나는 의자에 앉아 내가 억압하고 있는 것이 무엇인지를 곰곰 생각해 보았다. 나는 그 대답을 얻지는 못했다. 하지만 난생 처음으로 두통을 느끼지 않았다. 그것은 편두통이 정서적 현상 때문에 일어난다는 강력한 증거가 되었다.

이렇게 볼 때 등 근육의 통증도 정서에 의해 일어나는 신체 질환이라고 가정하는 것이 타당하다.

나는 환자들에게 그들의 통증은 '긴장' 때문에 발생하는 것이라고 진단해 주었다. 그러자 놀랍게도 나의 진단을 인정하는 사람은 통증이 한결 완화되는 것이었다. 그런 진단을 거부한 사람은 통증이 지속되었다.

통증을 겪던 초기에 나의 환자들은 모두 물리치료사를 찾아가 물리치료를 받았다. 나는 그 환자들에게 물리치료는 증상을 완화하는 미봉책에 불과하고, 진정한 완치는 그 증상의 과정을 명확하게 인식해야만 가능하다고 말해 주었다. 통증이 완화된 사람은 나의 그런 진단에 동의하는 사람들이었다. 이것은 나의 편두통 경험과 유사한 것이었다. 감정이 신체적 증상을 일으킨다는 사실을 인정하면 그런 증상이 사라지는 것이다. 그후 여러 해가 지났고, 나는 이 흥미롭고 신비한 현상의 이유를 알아내게 되었다.

그렇지만 그 동안, 환자들에게 통증의 원인이 '긴장'이라고 말해 주는 것은 매우 어려운 작업이었다. 의사들은 이런 진단에 코웃음을 쳤다. 아파 죽겠다는 환자에게 통증의 원인이 '머리 속에 있다'라고 말하는 것은 곧 그들을 모욕하는 것처럼 비쳐졌다. '머리 속에 있다'라는 말은 은연중에 비꼬는 것같이 들리기 때문에 나는 가급적이면 그 표현을 피했다. 어떤 때는 환자가 먼저 그 표현을 꺼내기도 했다. 또한 긴장과 통증의 관계를 만족스럽게 설명해 줄 수도 있었지만, 여전히 어려움이 많았다. 무엇보다도 내가 정신역동학 *psychodynamics*과 관련된 것들을 제대로 이해하지 못했기 때문이었다.

그래서 나는 TMS로 고생하는 사람들의 공통되는 성격적 특징을 말해 주었다. 그런 특징이 어떻게 긴장과 불안을 일으키는지를 설명했다. 증상은 불안에 대한 정서적 표현이라기보다는 신체적 표현이라고 말하기도 했다. 열심히 일하고·양심적이고·책임감이 강하고·충동적이며·완벽주의 기질이 있는 사람들이 TMS에 잘 걸린다고 말해 주었다. 나는 '긴장'이라는 단어의 임상적 정의를 내릴 수가 없었다. 하지만 그것은 많은 사람들이 손쉽게 이해하는 단어였다. '심리적' 혹은 '정서적'이라는 단어는 좋지 않은 의미로 해석되었다. 또한 그런 단어가 해당되는 사람은 뭔가 문제 있는 사람으로 인식되었다. 나는 심인성 *psychosomatic*이라는 단어도 피했다. 많은 사람들이 심인성 증상이라고 하면 곧바로 꾀병을 떠올리기 때문이었다.

그렇지만 나는 심인성 진단을 계속해서 내렸고, 나의 치료 성공률은 점점 올라가기 시작했다. 그 결과 심인성 질환의 본질을 더 잘 이해하게 되었으며 어떤 환자가 치료될 수 있는지, 어떤 환자가 치료되지 않을지를 꽤 정확하게 예측할 수 있게 되었다.

물리검사를 해보면 거의 모든 환자들이 목이나 등의 아픈 부분과 관계없는 근육을 눌러도 통증을 느꼈다. 가령 어떤 환자는 오른쪽 등 아래쪽에 통증을 느끼고 있었다. 그런데 내가 양쪽 어깨(상부 등세모근)·허리 중앙의 쏙 들어간 부분(요추주위근)·엉덩이 바깥 부분(둔근) 등을 눌러주자 거기에서도 역시 통증을 느꼈다. 이러한 반응은 통증이 국지적인 구조 이상에서 오는 것이 아니라 중추신경계(두뇌)에서 오는 것임을 보여주는 것이다.

1970년대 중반에 들어서서 나는 목·어깨·등의 통증과 팔 다리의 부수적인 통증은 정서적인 문제 때문에 일어나며, 전형적인 심인성 증상이라고 결론을 내렸다. 바꾸어 말하면, 정서적 요소가 신체의 특정 조직에 반응을 일으킨 결과, 통증과 기타 신경 증상으로 나타나게 된 것이다.

이런 반응의 본질은 무엇인가? 물리치료법은 가열 치료(고주파 음파에 의한)·깊숙한 마사지·해당 근육의 운동 등으로 구성되어 있다. 대부분의 환자는 이런 치료를 받으면 근육통이 일시적으로 완화되는 것을 느꼈다. 이러한 치료법은 해당 근육의 혈액순환을 좋게 해주기 때문에, 그 증상의 원인은 결국 해당 조직의 혈액순환 악화에서 기인한 것이라고 결론 내림이 타당하다.

그런데 혈액순환은 자율신경계라는 중추신경계의 하부 조직이 담당하고 있다. 많은 심인성 질환(소화성 궤양 · 대장염 · 편두통 · 긴장성 두통 등) 또한 자율신경계의 통제를 받는다. 이처럼 간단한 과정은 없다. 두뇌에서 무엇인가가 이 과정에 지령을 내리면 자율신경계가 동원되고, 수백만 분의 1초 이내에 관련 조직의 혈액순환이 악화되는 것이다. 그리하여 관련 조직에는 산소 공급이 박탈되고, 그 결과 관련 조직(근육)은 통증을 느끼게 되는 것이다.

이러한 사실은 1975년 두 명의 독일 연구자의 발견에 의해서도 확인되었다. 두 연구자는 환자의 근육 세포핵에 가벼운 산소 박탈의 증거를 발견했던 것이다. 또 그런 발견은 1980년대에 들어와 스웨덴 류머티스학 팀의 의학 자료에서도 확인할 수 있다.

이러한 사실은 증상에 대한 논리적 설명을 제공하기 때문에, 나는 산소 결핍이 통증의 원인이라는 전제 아래 연구를 계속했다. 설사 통증의 원인이 다른 두뇌 유도 과정에 의한 것이라고 할지라도, 결정적 치료는 두뇌를 상대로 하는 것이어야지 조직의 일부분에 머물러서는 안 된다고 생각했다.

나는 환자들에게 등에는 아무 이상이 없다고 말했다. 그렇기 때문에 신체가 아니라 마음을 치료해야 건강해질 수 있다고 설명했다. 또한 깨달음 · 통찰 · 지식 · 정보 등이 이 질환을 치료하는 마법의 의학이라고 설명한 다음, 그 이외에는 방법이 없다고 말해 주었다.

1979년 나는 환자들을 한 자리에 모아놓고 TMS에 대한 신체와 마음의 관계를 강연하는 프로그램을 만들었다. 그 논리는 명백했다. 정보만으로 통증을 고치는 분야에서는 내가 가장 적격자라는 생각이 들었다. 이러한 강연들은 이제 치료 프로그램의 주춧돌이 되었고, 그 강연 덕분에 환자들 중 80~90퍼센트가 완치되었다.

이 문제에 대한 나의 견해는 *1980*년대 초에 내가 〈뉴욕 타임스〉 칼럼니스트인 러셀 베이커에게 보낸 편지에 잘 드러나 있다. 러셀 베이커는 *1981*년 *8*월 *16*일자로 '궤양은 다 어디로 갔나?' 라는 칼럼을 썼다. 나는 나의 정보가 그에게 도움이 될지 몰라서 *1981*년 *9*월 *23*일자로 다음과 같은 편지를 보냈다.

베이커 선생!

당신은 박식하신 분이므로, 궤양이 갑자기 사라진 진짜 이유에 관심이 있으리라 생각했습니다. 당신은 달포 전에 궤양이 갑자기 사라진 현상에 대해 글까지 쓰셨으니까요. 위궤양과 십이지장궤양은 동일한 신체 증상의 범주에 속하며, 당신이 칼럼에서 쓰신 것처럼, 엄청난 긴장이 있을 때 발생합니다. 같은 증상의 범주로 대장염·경련성 결장·긴장성 두통·흔히 있는 일레르기 등이 대표적입니다. 하지만 의학계의 주목을 끌지 못하는 또 다른 증상이 있습니다. 이것은 이 증상이 변장을 하고 있기 때문에 그렇습니다. 하지만 현재로서는 옛날에 아주 널리 퍼졌던 궤양 역할을 대신하고 있기 때문에 매우 중요한 증상입니다.

왜 이런 역할 대체가 일어났는지는 매우 흥미로운 문제인데, 이것은 잠시 뒤 다시 말씀드리겠습니다.

변장을 하고 있는 증상은 다름 아닌 등통(혹은 목과 어깨의 통증)입니다. 여러 해 동안, 등통은 척추와 그와 관련된 신체 구조의 이상으로 여겨져 왔습니다. 그러나 이것은 의사와 기타 치료자들을 속여넘긴 진단상의 연막에 불과합니다. 사실, 등통은 신경계의 과도한 활동이 그 원인입니다. 이것이 과거에는 궤양을 일으켰던 것인데, 그러한 자극을 주었던 것은 다름 아닌 긴장이라는 도깨비입니다.

나는 이것을 굳게 믿고 있으며, 그런 견해를 의학 학술지에 게재하기도 했습니다. 증상이 매우 심한 경우, 가령 피를 흘리고 구멍이 뚫리는 아주 중증인

궤양조차도 심인성에 의한 것임을 생각하면 다소 마음이 가벼워지기도 합니다. 이런 모든 증상은 동일한 범주에 속하는 것으로, 심인성 질환의 다양한 형태인 것입니다. 다시 말하면, 심인성 질환이란 긴장이 신체적 증상을 일으키는 것을 말합니다. 물론 심장마비는 더 중대한 심인성 과정이므로 소화성 궤양과는 비교할 수 없을 것입니다.

자, 이제 왜 궤양에서 등통으로 역할이 대체되었는지 말씀드리겠습니다. 그 원인을 포괄적으로 파악하자면, 긴장이 신체적 증상으로 나타나는 것은 그 주된 목적이 당사자를 속이기 위한 것이라는 사실입니다. 사람이 긴장을 하면, 긴장을 느끼게 되어 있습니다. 이것은 슬프면 눈물이 나오는 것처럼 자연스러운 현상입니다. 그러나 우리의 두뇌는 그런 긴장의 느낌을 불쾌한 것으로 생각합니다. 왜냐하면 사회에서는 '정신적' 긴장이 '육체적' 긴장 이상으로 더 문제가 많은 것으로 보기 때문입니다. 그래서 두뇌는 회로에 약간의 변경을 가하여 정신적 문제라기보다 신체적 문제, 가령 복통이나 등통 같은 신체 증상으로 만들어버리는 것입니다. 궤양이 사라져버린 이유는 모든 사람이 그것을 가짜 병으로 인식하게 되었기 때문입니다. 그것이 긴장 때문에 생기는 것이고, 사회적으로 용인되지 않자 두뇌가 재빨리 위장 전략을 바꿔버린 겁니다.

등통은 오래 전부터 긴장과 동일한 것이었습니다. 그러나 현대 의학이 도래하기 전까지는 아무도 그것에 대해 신경 쓰지 않았습니다. 그러자 두뇌는 '이건 정말 자연스러운 병으로 보이겠구나' 하고 판단한 겁니다. 모든 사람이 등통을 '신체적' 질환이라고 생각했기 때문에 긴장의 완벽한 대체물이 될 수 있었습니다. 그래서 궤양은 그 존재 가치를 잃어버렸고, 등통이 긴장의 십자군으로서 은밀하게 십자가를 메게 된 것입니다.

이렇게 해서 많은 사람들이 등통을 호소하게 되었습니다. 지난 *20*년 동안 등통을 비롯한 갖가지 통증 증후군이 서구사회에서 급격하게 늘어났고, 그 결과 지위를 잃은 궤양은 사라지게 되었습니다.

이건 아주 흥미로운 얘깃거리가 아니겠습니까?

며칠 뒤 나는 다음과 같은 답신을 받았다. 베이커 씨가 흔쾌히 허락하여, 여기 공개한다.

사노 박사님!
그건 정말 흥미로운 얘기고, 또 나의 '등통'에 대해 약간의 빛을 던져주었습니다. 등통은 내가 원고를 쓰기 위해 컴퓨터 자판을 네다섯 시간 두드리고 있으면 반드시 찾아옵니다. 그런데 글이 잘 나가지 않을 때일수록 통증이 심해집니다.
지난주에 나는 아들의 이사를 도와주었습니다. 이사를 하기 전에 아들에게 등통 때문에 몇 시간 못 도와주고 그만두어야 할 것 같다고 미리 말했습니다. 하지만 그 이사는 아주 즐거운 경험이었습니다.
짐을 나르고, 들고, 잡아당기는 등 머리를 쓰지 않는 일이었습니다. 쾌적한 전원의 분위기 속에서 완전히 편안한 마음으로 일을 거들어 주었습니다. 열 시간 내내 이사를 도와주고 나서야, 그날 처음으로 내가 등이 아픈 사람이라는 것을 기억해 냈습니다. 그리고 하루종일 등 문제로 고통받지 않았다는 사실을 깨달았습니다.

러셀 베이커 드림

1981년에 나는 불안이 변장을 하여 신체적 증상으로 나타난다고 생각했다. 그 후 약간의 개념 수정을 거쳐 이 문제를 좀더 잘 이해하게 되었다. 따라서 통증을 치료하는 데 더 큰 효과를 올리게 되었다. 중요한 개념 수정은 무의식 속의 정서적 현상이 신체적 증상을 불러일으킨다는 것이다.
물론 궤양이 완전히 사라진 것은 아니다. 이제 궤양은 위 속의 박테리아 때문이라고 설명되고 있다. 하지만 나는 여전히 궤양을 스트레스에 의한 것으로 생각하며, 박테리아는 그 과정의 일부일 뿐이라고 본다. 그러나 궤양은 예전처럼 흔하지 않고, 또 각종 통증 질환처럼 자주 발생하지는 않는다.

  1982년 나는 최초로 내 환자들을 대상으로 치료받은 후의 결과를 조사했다. 1978년과 1981년 사이, 나한테 치료를 받았던 환자들 중에서 177명을 무작위로 선정했다. 그리고 그들의 통증 정도와 활동 상태에 대해 인터뷰했다. 135명(76퍼센트)은 정상적인 활동을 하면서 전혀 통증을 느끼지 않았다. 14명(8퍼센트)은 약간 좋아졌고, 28명(16퍼센트)은 치료 실패로 판정되었다.

  이 환자 집단에서 두 가지 중대한 사항이 발견되었다.

  하나는 대부분의 환자들이 나를 찾아오기 전에 오랫동안 등통을 앓은 병력을 갖고 있었으며, 또한 외과 수술을 포함하여 다양한 치료를 받은 경험이 있었다는 사실이다. 그렇지만 여전히 심한 증상으로 고통을 받고 있었다.

  두번째 사항은 내가 그 환자들을 받을 때 아무런 제한을 두지 않고 다 받아들였다는 점이다.

  1987년이래, 나는 환자가 면담 신청을 해오면 인터뷰를 먼저 한 후 우리 프로그램에 적당한지를 살핀 다음 적합하다고 판단되는 환자만 받아들였다. 등통 증상을 갖고 있는 환자들 중 상당히 많은 사람이 심인성이라는 생각을 거부했기 때문에 우리가 행하는 치료 프로그램의 효과를 보지 못했다. 왜냐하면 우리의 진단을 받아들이는 것이 치료의 성공 여부를 좌우하는 핵심이기 때문이다.

  현재 나는 면담을 신청해 오는 사람들 중에서 약 50퍼센트 정도만 받아들이고 있다. 이런 선별 행위를 비난하는 사람도 간혹 있다. 하지만 이를 비난하는 사람들에게 나는 이렇게 대답하고 싶다.

외과 의사는 수술 성공 가능성이 낮을 때는 수술을 하지 않는다. 이와 마찬가지로 나도 치료 가능성이 높은 환자들만 상대로 치료를 하는 것이다. 이러한 선별은 나에게만 유리한 것이 아니다.

심인성 진단을 받아들이기를 거부함으로써 아무리 치료해 봐야 효과가 없는 환자들에게, 불필요한 비용과 증상 악화를 막아준다.

*1987*년 이전에는 이런 선별 기준이 없었음에도, *1987*년에 실시된 두번째 사후 조사 결과 *1982*년이래 우리 프로그램의 효율성이 높아졌음이 드러났다. 이번 조사에서는 CT 촬영 자료가 있는 디스크 탈출증 환자만으로 조사 대상을 국한했다. 디스크 탈출증은 대부분 수술로 이어지지만, 우리 경험에 비추어 볼 때 디스크 부위의 구조적 이상이 통증 원인이 되는 경우는 드물었다. 이렇게 해서 무작위로 추출된 *109*명의 환자들을 우리는 인디뷰했다. 우리의 치료를 받고 *1*년 내지 *3*년이 지난 다음 *96*명(*88*퍼센트)이 통증 없이 정상적인 생활을 해나갔다. *11*명은 상태가 좋아졌고, *2*명만이 차도가 없었다. 이것은 *1982*년 조사 자료에 비해, 훨씬 좋은 결과였다.

이처럼 치료 결과가 좋아진 것은 무엇 때문인가?

나는 그 동안 TMS의 성질을 더 잘 가르치게 되었고, 그래서 진단에 대한 자신감을 키울 수 있었다. 더욱이 *1985*년에 들어와서는 물리치료 처방을 그만두었다. 치료자들 상당수가 치료하는 과정의 본질을 잘 알게 되었으며, 또 신체적 요인이 아닌 심리적 요인이 통증의 원인이라는 개념을 터득했다. 그렇지만 일부 환자들은 물리적 치료만 고집했기 때문에 나의 TMS 이론을 건성으로 들어 넘기면서 플라시보 효과(맹신에 바탕을 둔 치료법으로서 그 효과는 일시적이다)만 보았을 뿐이다.

게다가 일주일에 두세 번 물리치료를 함으로써, 우리는 환자의 관심을 신체에 집중시키는 결과를 가져왔다. 사실 치료의 성공은 신체적 관심에서 정서적 관심으로 초점을 바꾸는 것에 있었는데도 말이다. 물리치료의 이점은 그 부작용으로 인해 오히려 없느니만 못하게 되었다. 나는 이 물리치료를 중단한 것이 완치율을 높이는 결정적인 요인이 되었다고 생각한다.

아직 세번째 사후 조사는 못하고 있지만 그 결과는 1987년 때보다 더 좋을 것이라고 생각하며, 이것이 TMS 심리학에 대한 이해와 환자 선별 과정 덕분이라고 본다.

내가 동료인 정신분석학자 스탠리 코언과 의학 논문을 공동 집필할 때, 코언은 육체적 증상은 불안의 신체적 표현(내가 여러 해 동안 쭉 믿어 왔던 가설)이 아닐지도 모른다는 의견을 제시했다. 그것은 불안의 신체적 표현이라기보다는 정신분석학에서 말하는 방어 기제 *defense mechanism*의 하나라는 것이다. 방어 기제(이 경우는 신체적 증상)의 목적은 사람의 관심을 신체로 돌리는 것이다.

그리하여 무의식 속의 억압된 감정에 대한 깨달음 혹은 맞닥뜨리는 것을 피하려는 목적인 것이다.

이 '억압'의 역할에 대한 새로운 이해는, 약 15년 전에 시작된 나의 여행길에 하나의 획기적인 이정표가 되었다. 이 억압이라는 개념은 나의 진단과도 딱 들어맞을 뿐만 아니라, 사람들이 진상을 알았을 때 증상이 완화되는 현상을 완벽하게 설명해 주었다.

그렇기 때문에 일리노이 주 피오리아에 사는 어떤 사람이 TMS에 관한 내 책을 읽기만 하고서도(나의 치료도 받지 않은 채), 통증에서 완전히 해방될 수 있었던 것이다. 이제 그 신비는 풀렸다. 환자가 그 진상을 알고 또 그것을 받아들이면, 두뇌의 책략은 분쇄되는 것이다. 우리는 TMS가 두뇌에 의해 일어나는 과정이라는 것은 알았지만, 왜 두뇌가 그런 짓을 하는지는 몰랐던 것이다. 이제 각종 증상은 숨겨진 정서를 당사자에게 감추기 위해 주의를 다른 곳으로 돌리려는 두뇌의 책략임이 밝혀졌다. 그런 비밀스런 책략을 밝혀내고 그것을 종식시키면, 통증은 사라지는 것이다. 실제로 많은 임상 사례가 증명하듯이 통증은 사라졌다.

　이처럼 신체와 마음이 서로 연결되어 있다는 생각은 24년에 걸친 나의 임상 경험이 도달한 꼭지점이다. 그 꼭지점은 또한 이 책의 출발점이 되기도 한다. 이 생각은 통증을 진단하고 치료한 나의 경험에서 나온 것이지만, 다른 많은 질병들과도 상관이 있다. 나는 모든 사람이 심인성 신체 질환을 갖고 있다고 생각한다. 평생 동안 이런 심인성 질환을 한 번도 앓지 않는 사람은 거의 없는데, 심인성 질환은 진화되어 현재에 이른 인간정신이라고 하는 유기체를 고스란히 드러내는 것이기 때문이다. 더욱 중요한 사항으로는, 이렇게 심인성 질환이 일어난다는 것은 신체와 정신 사이에 구분이 없다는 것을 보여준다는 점이다.

　몸과 마음(정신)은 매우 긴밀하게 연결되어 있다. 정신의 역할을 감안하지 않고서는 인간 질환에 대한 병리학을 연구할 수 없다. 각종 통증 질환에 대한 나의 임상 경험은, 인간 질환의 정서적 측면을 무시하면 절대 안 된다는 것을 가르쳐 주었다. 어떤 경우에 정서는 조연 역할을 하지만 어떤 경우에는 주연으로 나선다. 병리학의 이러한 측면을 무시하는 것은 인간 질환에서 미생물의 역할을 무시하는 것처럼 커다란 오류가 될 것이다.

　도대체 어떤 정서가 그토록 막강하여 두뇌로 하여금 그런 책략을 꾸미게 할까? 무슨 정서를 숨기기 위해 환자는 그 끔찍한 신체적 통증과 신경 증상을 견디는 것일까? 이 질문에 대한 답변은 통증 증후군을 이해하는 데 필수적이고, 나아가 심인성 질환 전 분야를 파악하는 데도 기본 사항이 된다.

　인간의 무의식 속에서는 갈등이 끊임없이 벌어진다. 이것은 인간 정신의 모자이크를 이루는 여러 가지 구성 요소 때문에 빚어지는 것이다. 이 갈등은 용납될 수 없는 감정을 일으키고, 따라서 그 감정은 억압되어야 한다. 이 바람직하지 않은 감정이 외부로 표출되려고 하는 성질을 지니고 있기 때문에, 마음은 그것이 의식에 표면화되지 않도록 어떻게든 막아야 한다. 이렇게 하여 심인성 증상이 생겨나는 것이다. 이 책은 그런 바람직하지 못한 감정의 본질과 내용을 탐구한다. 그리고 왜 마음은 그런 정서적 동요를 신체적 통증으로써 은폐하려 하는지 그 이유도 설명한다.

1부 심인성 질환의 심리와 생리

1

심인성 질환의 심리 : 두 마음의 이야기

    TMS와 유사 증상은 심리적 현상 때문에 일어난 것이므로, 심인성 질환의 심리학을 먼저 설명하는 것이 타당한 순서일 듯하다. 심인성 질환이란 어떤 질병이나 병이 아니다. 오히려 어떤 심리적 목적에 봉사하기 위해 동원된 증후적 상태다. 나는 당신의 상황이 다음 시나리오 중 하나에 해당된다고 생각한다.

    당신은 20대 혹은 30대의 독신 여인이다. 대학을 졸업했을 수도 있고, 그렇지 않을 수도 있다.

    그러나 당신이 선택한 분야에서 출세하기 위해 노력하고 있다. 당신의 가족 배경은 좋을 수도 있고, 나쁠 수도 있다. 무심한 가족일 수도 있고, 문제가 매우 많은 가족일 수도 있다. 하지만 당신은 불편하거나 고통스러운 어릴 적 기억을 금방 생각해 낼 수 있다. 당신이 이성애자든 혹은 동성애자든 당신의 연애생활은 최선이 아니며, 결혼을 해야 할지 아니면 동거생활로 들어가야 할지, 아이를 낳아야 할지 어쩔지 고민을 하고 있다. 또는 커다란 금전적인 문제를 가지고 있다. 가족에 대한 근심거리를 가지고 있을 수도 있다.

당신은 이런 많은 인생의 현실로부터 스트레스를 받고 있다. 설상가상으로, 이런 모든 일을 해결하고 싶은 강한 욕망도 가지고 있다. 또 가능하다면 '선량한' 사람이 되고 싶다는 의욕도 있다. 모든 사람의 사랑을 받고, 모든 사람이 어려울 때마다 달려가서 도와주는 그런 사람이 되고 싶다.

어쩌면 당신은 위에서 설명한 미혼의 여성과 동갑인데, 결혼은 했을지 모른다. 당신의 결혼생활은 행복과 불행 중 어느 쪽일 수도 있다. 어느 쪽이든 그 생활은 전에 없던 많은 스트레스를 안겨주고 있다. 그리하여 당신이 일하는 분야에서 출세하는데 필요한 작업시간을 확보하기가 어렵다.

아니, 현상유지조차도 버겁다. 만약 결혼생활이 불안정하다면, 그 스트레스는 더욱 가중된다. 당신은 그 결혼생활을 그대로 유지하려 하는가? 혹시 배우자를 잘못 고른 것은 아닌가? 그렇다면 이상적인 배우자를 만날 수 있을까? 시간은 자꾸 흘러가고, 그러다 보면 너무 늦어서 아이를 갖지 못할지도 모른다.

자, 이제 조금 더 복잡한 시나리오를 상상해 보자. 당신은 자녀가 한 명 혹은 두 명이 있다. 만약 당신이 직장에 나가는 여성이라면 아이가 주는 압박은 엄청나다. 설혹 당신이 전업주부라고 할지라도 아이들은 일상생활을 확 뒤바꾸어 놓는다. 특히 당신이 아이들에게 잘해 주고 싶은 양심적인 어머니라면 더욱 그렇다.

직장을 때려치워야 하나? 아이들에게는 무엇이 가장 좋을까? 어떻게 하는 것이 잘하는 것일까?

아무튼 아이들은 결혼생활에서 엄청난 스트레스를 주는 존재다. 신혼부부 시절의 로맨스나 오락 · 즐거움 · 쾌활함 … 이런 것들을 누릴 시간이 점점 없어진다. 특히 아이가 갓난아이라면 밤새 방해받지 않고 곤히 잠잘 수가 없다. 해가 갈수록 부모노릇은 새로운 책임을 떠 안길 뿐만 아니라 많은 제한을 가한다. 이것은 물론 엄마·아빠 모두에게 해당된다. 그러나 아빠가 권위주의적인 인물이어서 '엄마가 아이들을 돌보고 아빠는 돈을 벌어온다' 라는 생각을 갖고 있다면, 엄마의 스트레스는 더욱 가중된다.

또 이런 시나리오도 가정할 수 있다.

당신은 아이가 7명이나 8명쯤 되는 대가족 문화 전통에서 자라난 사람이다. 당신은 대가족제를 좋아한다. 당신은 그런 가족제도에서 성장할 때 부담을 느껴본 적이 없었다. 그러나 왠지 모르게 당신은 이제 등에 통증을 느끼기 시작한다(당신은 모든 일을 일일이 챙겨야 안심이 되는 사람이고, 또 근심이 많은 사람이다).

왜 위에서 열거한 시나리오는 인생의 어두운 측면만 들춰내고 있는가?

그것은 심리적 현실을 설명하기 위해서다. 우리는 의식적으로는 생활환경에서 최선을 얻어내려고 노력하지만, 그 스트레스가 무의식중에 내적 반응을 일으키는 것이다. 그런데 우리는 이 무의식을 전혀 의식하지 못한다. 그리하여 무의식의 농간으로 신체적 증상이 나타날 때조차도 깜깜 모르고 있는 것이다.

인간 정서의 영역은 두 가지 마음을 가지고 있다. 하나는 우리가 잘 아는 의식적인 마음이요, 다른 하나는 까맣게 잊어버리고 있는 무의식적인 마음이다. 이 무의식은 의식에 비해 우리의 생활·행동·언어 등에 엄청난 영향을 미친다. 사람들은 의사결정이 의식적 마음의 영역에서만 벌어진다고 생각하지만, 실은 무의식 속에 있는 과거의 정보가 모두 의사결정에 동원되는 것이다.

자, 앞에 제시한 시나리오에서 시간대를 앞으로 몇십 년 보내보자.

이제 당신은 *40*대 후반, *50*대 혹은 *60*대가 되었다. 아이들은 장성하여 당신 품을 떠나갔다. 당신은 삶의 목적 상실과 무의미를 경험하게 된다. 만약 결혼생활이 좋지 않았다면 사정이 더욱 악화될 것이고, 그리하여 당신은 갇힌 느낌을 갖게 될 것이다. 당신은 이런 생활에서 벗어나고 싶지만, 경제적인 문제 등 여러 가지 이유 때문에 막상 행동으로 옮기지는 못한다. 지나간 세월에 대해서도 회의가 들기 시작한다. '과연 보람있는 삶이었을까?' 그리고 이상하게 보일지 모르지만, 아버지 혹은 어머니에 대한 나쁜 감정이 사라지지 않는다. 그런 감정은 계속 억압되고, 그리하여 증상을 일으킨다.

또는 당신은 아이가 없을지도 모른다. 그리하여 깊은 정서적 박탈감을 느낄 뿐만 아니라, 육체적으로도 여기저기가 아프고 무기력해진다.

나이든 부모를 부양하려면 신경이 많이 쓰여서 그들에 대한 짜증이 쌓여간다. 하지만 당신은 그런 짜증을 전혀 의식하지 못한다. 당신이 나이든 부모를 정성껏 봉양하고 있는데도 무의식적 분노가 불청객처럼 당신을 찾아드는 것이다. 그것이 위험수위에 도달하면 증상이 나타난다.

당신이 남자이든 여자이든, 정년퇴직은 '당신 건강에 적신호' 다. 지위의 상실이나 생활양식의 변화는 불가피하게 내적 동요를 가져와서 정서적·신체적 증상을 낳는 것이다.

남편이 은퇴한 전업주부의 경우도 문제는 다르지 않다. 당신은 낮 동안 계속 남편 시중을 들면서 매우 성가신 기분을 느낄 것이다. 하루 세 번 꼬박꼬박 식사 준비를 해야 한다. 어떤 주부는 집안에 *10*대 아들을 모시고 있는 느낌이라고 말하기도 한다.

만약 그 남편이 병이라도 든다면, 내부의 분노는 열 배나 커지게 된다. 당신이 얼마나 그 남편을 사랑하는가는 여기서 문제가 되지 않는다. 사람의 무의식은 논리적이지도 않고 사려 깊지도 않기 때문이다.

남편이 병들기 전 결혼생활이 불행했다면, 그것은 당신의 내적 분노를 더욱 악화시킨다.

자, 이제 시나리오를 바꿔보자.

당신은 미혼의 총각이다. 학교를 졸업했는데, 좋은 직장을 찾기가 쉽지 않다. 또는 좋은 직장에 다니고는 있지만 스트레스가 이만저만이 아니다. 오랜 시간 열심히 일을 하지만 그렇다고 해서 진급의 전망이 밝은 것도 아니다. 또는 독립할 수 있을 만큼 벌이가 시원치 않아서 부모님에게 얹혀 있을 수도 있다. 그런데 아버지(혹은 어머니·형제·자매 등)와 사이가 좋지 않아 생활이 여간 힘든 것이 아니다.

여자를 찾는 일도 문제다. 당신에게 편안한 느낌을 주는 여자를 찾기가 쉽지 않다. 때때로 당신은 서로 어울리지도 않고 그다지 마음에 들지도 않는 여자와 데이트를 한다. 그러나 남들에게 호인이라는 인상을 주고 싶어서, 딱 마음에 들지는 않지만 그 여자와 결혼하기로 마음먹는다. 또 자신을 신통치 않은 사람이라고 생각하기 때문에, 능력을 발휘하기 힘든 낮은 보수의 직장에 취직한다. 그리고 마음속 깊은 곳에서 당신 자신을 무가치한 인간이라고 생각한다. 그런 생각은 당신 자신을 화나게 만든다.

또는 당신은 동성연애자다. 그런데 당신의 파트너는 HIV 양성 반응자(에이즈 환자)다. 또는 동성연애자 애인이 없어서 동성연애자 애인을 구하고 있다. 당신은 아직 자신이 동성연애자라고 밝히지 않았다. 당신의 직장 상급자와 부모는 그 사실을 알지 못한다. 어쩌면 당신 자신조차도 확신하지 못할 수도 있다.

또는 당신은 *30*대 중반의 남자다. 결혼하여 어린 자녀들이 있으며, 소규모 자영업을 하거나 아니면 직장에 다니고 있다. 당신은 대단한 성공을 거두었지만, 어릴 때부터 걱정이 많았다. 당신은 매우 예민하고 쉽게 상처받으며, 또 늘 상처받을지 모른다고 전전긍긍하면서 늘 자신의 사기를 스스로 떨어뜨린다. 당신은 모든 사람에게 호감을 주려고 노력하고, 또 도움을 청하는 사람들을 도와주고 싶어한다. 그러면서도 당신이 정말 열심히 살고 있는지, 정말 '선량한' 사람인지에 대해 회의에 빠진다. 늘 자기 자신의 가치를 입증해야 한다고 느끼고, 자신이 근심 많은 사람이라는 것을 스스로 느낀다. 가벼운 심장 발작을 경험한 적도 있다. 그러나 이 사실을 아는 사람은 그리 많지 않다.

당신은 늘 외부에 강한 사람으로 비쳐져 왔기 때문이다. 신체적으로 당신은 매우 당당하다.

당신은 신체적으로 매우 활발한 활동을 하는 사람이다. 테니스·달리기·농구·배구·스키 등 못하는 운동이 없다. 결혼생활은 오래됐지만 아이는 없고, 광고회사 혹은 법률회사에 다닌다. 당신의 상급자는 너무나 까다로워서 늘 당신을 긴장시킨다. 당신의 아내는 아이를 갖고 싶어하지만, 당신은 지금이 적기인지 자신이 없다.

1년 전 당신은 등에 통증을 느꼈다. MRI(자기 공명 영상) 촬영을 한 결과, 디스크 탈출증이라고 했다. 이제는 디스크가 무서워 아무런 운동도 하지 못하고 있다. 그래서 점점 우울해지고 있다.

또는 당신은 쉰 살 가까운 남자다. 대단한 성공을 거두었고 재정적으로도 건실하다. 그러나 당신은 자꾸만 새로운 사업, 새로운 도전을 찾아 나선다. 당신은 느긋하게 당신이 이루어 놓은 것을 즐기지 못하는 것 같으며, 요즘 신체적 증상이 나타나고 있다.

당신은 지금까지 좋아하는 골프를 쳐왔다. 당신의 아내는 함께 할 수 있는 운동이 있었으면 좋겠다고 말한다. 아내는 자신이 골프를 별로 좋아하지 않으니, 테니스를 하자고 한다. 아내를 기쁘게 하기 위해 테니스를 배우기는 했지만, 당신은 그걸 잘하지도 못하고 또한 별로 좋아하지도 않는다. 그러기를 몇 해, 등이 아프기 시작했다.

또는 당신은 한 공장에서 20년을 근속한 사람이고, 매우 성실하게 잘 해왔다. 그러나 최근에 부임해 온 감독은 당신을 괴롭히면서 업무에 관한 권한을 박탈했다. 게다가 감독은 경험 없는 젊은이가 해야 할 일들을 당신에게 자꾸만 시킨다. 요사이 당신은 몸이 좋지 않음을 자주 느낀다.

우연찮게도 당신 부서에서 일 년쯤 근무한 젊은 직원이 목과 팔이 아프다고 호소했다. 그래서 지난 몇 달 동안 병가를 자주 냈다. 그와 면담을 해본 당신은, 그 젊은이가 자신이 하는 일을 싫어하면서도 높은 봉급 때문에 억지로 회사에 다닌다는 인상을 받았다. 그 젊은이는 세 명의 아이를 둔 가장이었다.

또는 당신은 70세다. 1년 전 당신이 반대하는데도 가족들은 당신이 평생을 바쳐온 사업장을 매각해 버렸다. 가족은 주로 재정 전문가들이고, 당신은 사업장의 일을 훤히 아는 기술자다. 당신은 지난 6개월 동안 엉덩이 통증 때문에 고생을 했으나 의사들은 그 원인을 알아내지 못했다. 통증은 100미터 정도를 걷고 나면 더 이상 꼼짝할 수 없을 정도로 심해졌다.

이상에서 말한 시나리오는 모든 독자들에게 해당되는 사항은 아닐 것이다. 하지만 이 책의 핵심 주제를 훤히 비쳐주고 있다. 즉 우리 모두는 이런저런 스트레스를 받고 있다. 그리고 그런 스트레스가 내면적 반응을 일으킨다. 그 반응이 어느 정도냐에 따라 신체적 증상이 나타나기도 하고, 나타나지 않기도 한다.

우리가 인생의 스트레스에 어떻게 반응하든 간에, 무의식 속에는 반응의 또 다른 세계가 도사리고 있다. 우리가 그 무의식적인 느낌을 통제하지 못하기 때문에 그 느낌은 위협적이고 또 공포스러운 것이 된다. 그리고 우리의 두뇌는 자동적으로 신체 증상을 유도하여 그런 무의식의 위험스런 느낌이 겉으로(의식 속으로) 표출되는 것을 막으려 든다.

바로 이것이 심인성 증상이 일어나는 과정이다.

서구사회에서 이런 증상은 매우 보편적이지만, 정신적 혹은 정서적 질병의 징후가 아니다. 이런 증상을 비정상 혹은 일탈로 보기 때문에 엄청난 의학적 오류가 발생하는 것이다.

정서적 마음(사이키)의 구조

지그문트 프로이트는 무의식의 개념과 무의식 속에서의 억압이라는 개념을 발전시켰다. 나는 정신에 의해 일어나는 신체 질환(즉 정서에 의한 질병)은 억압되어 있는 불쾌한, 혹은 혐오스러운 느낌 때문에 발생한다고 믿는다. 그러므로 나의 이론은 근본적으로 정신분석학의 개념에 뿌리박고 있다.

나는 정신분석에 대해 훈련을 받지 못했고, 또 이 문제에 대한 연구 초기에는 이런 질환의 심리적 성질을 전혀 알지 못했다.

그러나 곧 여러 가지 증후군들이 무의식에서 진행되는 과정의 결과라는 것을 알게 되었다. 우리는 무의식의 정서적 영역에 대해 아무것도 알지 못하고 있지만, 신체적 증상은 그런 무의식적 느낌에 대한 반응인 것이다. 그러므로 심리학과 정신의학 분야에서와 마찬가지로, 만약 프로이트가 없었다면 우리는 아직도 이러한 증상의 해명을 위해 찾아다닐 것이다. 만약 그가 무의식 속의 억압이라는 개념을 내놓지 않았더라면 우리는 그 증상을 '신경' 탓으로 돌렸을 것이고, 치료학적으로 어떻게 진행해야 할지 몰라 오리무중일 것이다.

프로이트는 정서적 마음의 구성 요소를 셋으로 나누었는데, 프로이트 해석가들은 그것을 각각 수퍼에고(초자아)·에고(자아)·이드(무의식적 충동)라고 불렀다. 상호 작용 정신분석학자 *transactional psychoanalyst*는 이 세 가지 요소를 부모·성인·아이라고 각각 불렀다. 내 이론을 좀더 쉽게 이해시키기 위해 나는 이 후자의 명칭을 따르기로 하겠다.

'부모'는 우리의 마음 중 옳고 그른 것을 우리에게 가르치는 것이다. 말하자면 도덕적으로 또 윤리적으로 행동하라고 가르치는 것이다. 이 부모는 의식적 마음과 무의식적 마음의 두 군데에 모두 살고 있으면서 심인성 신체 질환에 중요한 역할을 한다. 그것은 양심과 동의어다. 부모는 우리를 '완벽주의자' 혹은 '선량주의자 goodist'로 만든다. 선량주의자는 남을 기쁘게 하고, 좋은 사람·상냥한 사람이 되려는 충동을 갖고 있다. 선량주의자는 대결을 회피하고, 평화를 사랑하며, 늘 다른 사람을 도와주려고 애쓴다. 설혹 그것이 자기희생을 요구하더라도…. 선량주의자는 호감을 주는 사람이 되려고 노력하며, 다른 사람들에게 배척되는 것을 두려워한다.

완벽주의자는 열심히 일하고·양심적이고·책임감이 강하고·성취 지향적이고·성공 지향적이면서, 동시에 근심걱정이 많은 사람이다. 초(超) 완벽주의자는 자기 분야에서 뛰어난 것만으로는 만족하지 못하고 늘 새로운 도전을 충동적으로 찾아 나선다.

'성인' 역시 의식과 무의식 양쪽에서 기능을 발휘한다. 이것은 중재자·집행자·선장의 역할을 한다. 그 역할은 당신의 기능을 최적의 상태로 유지하게 하고, 외부적이고 내부적인 위험으로부터 당신을 보호하려는 것이다. 무의식 속의 '성인'은 어떤 상황에서는 자동적으로 반응한다. 그래서 그의 결정이 의식적 판단에 비추어 보면 늘 논리적이거나 합리적인 것은 아니다. 무의식의 이런 비합리적 경향은 심인성 질환을 이해하는 핵심적 열쇠다. 정서(감정)의 영역은 두 마음으로 이루어져 있다. 때때로 우리는 무의식이 의식을 지배하는 것을 경험한다. TMS와 그 유사증상이 바로 이런 지배현상의 사례다.

마지막으로 '아이'가 있다. 마음의 이 부분은 우리가 평소에는 의식하지 못하지만, 그래도 우리의 일상생활에서 결정적 역할을 한다. 이

'아이'는 무의식 속에만 있기 때문에 우리는 늘 깜짝깜짝 놀라게 된다. 진짜 어린아이처럼, '아이'는 쾌락 지향적이고 자기 도취적이다. 의존적이고·무책임하며, 마냥 즐거워하면서 종종 비합리적·비논리적이지만, 실제 아이와는 다르게 끊임없이 화를 낸다. '아이'는 자기 자신을 허약하고 열등하다고 생각하지만, 때로는 매우 강력함을 보인다. '결국 나는 어린아이일 뿐인데, 뭐' 하며 뻔뻔스럽게 행동하는 것이다. '아이'는 '부모'와 끊임없이 갈등을 일으킨다. 이 갈등은 심인성 과정에서 매우 중요한 현상이다.

20세기의 저명한 정신분석학자인 하인즈 코헛은 신체증상을 유도하는 일련의 과정을 이해하는 데 있어서 필수적으로 거쳐가야 할 의학자다. 코헛은 '아이'를 말하는 것이 아니라, 유아기에 우리 내부의 자아가 잘 발달했느냐 못했느냐를 따진다. 그에 의하면, 나르시시즘 *narcissism*이라고 알려진 자기도취는 제대로만 발달하면 매우 정상적이고 또 건강한 것이다. 왜냐하면 이 나르시시즘 때문에 일관성 있는 자아가 형성되기 때문이다. 그는 아주 원시적인 나르시시즘부터 매우 성숙한 정도에 이르기까지 다양한 나르시시즘의 발달 단계를 이론화했다. 코헛에 의하면 나르시시즘은 결코 사라지지 않으며, 좋은 환경의 도움을 받으면 매우 원숙한 형태의 자기존경으로 발전하게 된다.

하지만 코헛의 개념 중 특히 나의 관심을 끈 것은 나르시스적 분노 *narcissistic rage*였다. 그는 어릴 적에 나르시스적 분노가 축적된 사람은 결국 인격 장애를 일으키게 된다고 주장했다. 유아기나 아동기에 경험한 정서적 상흔이 이런 나르시스적 분노를 일으킨다는 것이다. 나는 이런 분노가 성인이 된 후에도 일부 남아 있는 것은 아닌지가 궁금해졌다. 그러면서 더 구체적으로, 심인성 질환을 일으키는 분노가 이 나르시스적 자아에 거주하고 있는 것은 아닌가 하는 의문을 품게 되었다.

이 문제는 다음 장에서 더 자세하게 다루어질 것이다.

위와 같은 배경을 염두에 두고, 이제 신체적 증상을 불러오는 무의식의 작용에 대해 더 자세히 살펴보자.

무의식 속의 억압과 분노

무의식 속의 억압과 분노는 다음 세 가지 원천이 있을 수 있다고 생각한다.

1. 유아기와 아동기에 발생하여 해소되지 않은 것.
2. 완벽주의자나 선량주의자들이 자기 스스로에게 부과한 스트레스의 결과.
3. 일상생활의 스트레스에 대응하면서 오는 것.

나는 이것을 환자들에게 설명할 때, 은행계좌에 비유하곤 한다. '화 *anger*'라는 돈을 저금하는 것은 어릴 때만 이루어지는 것이 아니라 평생에 걸쳐 계속된다. 이 분노계좌에서 돈을 인출하지 않으면 화는 계속 쌓인다. 이렇게 하여 화는 분노 *rage*가 된다. 이 분노가 한계점에 도달하여 의식으로 표출되려고 할 때, 두뇌는 통증 같은 신체 증상을 일으켜 그런 분노의 김을 빼버린다. 왜? 그렇게 해야 폭발적인 정서의 분출을 막을 수가 있으니까.

다음 사례는 이 과정을 아주 잘 보여주는 극적인 사례다. TMS 환자들 중 극소수의 사람들만이 이처럼 과도하고 심각한 사례를 갖고 있다. 그렇지만 나는 이러한 극단적 사례를 인용하기로 했다. 왜냐하면 그것이 통증과 억압된 정서 관계를 아주 선명하게 드러내 주기 때문이다.

헬렌에게서 온 편지

나는 그녀에게서 편지를 받기 몇 달 전에 그녀의 허리 통증을 성공적으로 치료해 주었다. 헬렌은 마흔일곱이 되었을 때, 자신이 어릴 적에 그리고 10대 때에 아버지로부터 성적 학대를 당했다는 것을 기억해 냈다. 그녀는 근친 성교 피해자를 돕는 모임에 자발적으로 참여했다. 그 모임에 참가한 첫날 그녀는 허리가 아파 오기 시작했다. 하지만 나의 프로그램에서 치료를 받았던 터라, 그녀는 허리 통증의 이유가 무엇인지 정확히 알고 있었다. 때문에 그다지 신경 쓰지 않았다. 그녀의 편지는 그 다음에 무슨 일이 벌어졌는지를 잘 묘사하고 있다.

"나는 모임에 가서 나 같은 경우를 당한 여자 여섯 명을 만났습니다. 나는 처음 만난 사람들 앞에서 비참한 기분이 되지 않으려고 내 감정을 굉장히 억제했어요. 나는 그런 사람들을 만나는 것이 내게 도움이 되는지 알고 싶었지요. 나는 그들과 거리감을 두려고 노력했음에도, 매우 압도되는 느낌을 받았어요. 다른 사람들도 나처럼 엄청난 고통과 파괴를 당했다고 생각하니, 너무 너무 가슴이 아팠어요."

그후 48시간이 되기 전에 그녀는 서서히 아파하기 시작하더니, 침대에서 나올 수 없는 지경까지 되었고 통증으로 온몸이 마비되었다. 증상이 심인성이라는 걸 잘 알고 있는데도 이렇게 아픈 것은 무슨 일이냐고, 걱정하는 남편에게 물었다. 그녀는 완전히 넋이 나가 있었다. 그리고 왜 치료개념이 통하지 않는지에 대해 의아해했다.
남편이 대답했다.
"당신이 40년 동안 억눌러 온 분노가 문제야. 그래서 이토록 아픈 거야."
그리고 그녀는 그 다음에 벌어진 일을 편지에 이렇게 적었다.

"그 다음부터 나는 마구 울기 시작했어요. 그냥 조용히 흘리는 눈물이 아니라, '아! 허리가 너무 아파!' 하고 호소하는 눈물이었어요. 그토록 깊이, 그토록 아프게 통곡한 적도 없었을 거예요. 그 분노와 통증은 거의 통제할 수 없을 정도였어요. 그 분노와 통증의 크기, 그리고 깊이만큼 눈물이 터져 나왔어요.
　난 이렇게 소리쳤어요.
　'날 좀 도와줘요. 이토록 감춘 것을 들춰낼 생각이 아니었어요. 난 너무 두려워요. 날 좀 도와주세요.
　날 이렇게 아프게 하지 말아요. 난 손목을 베어버릴 거예요. 날 죽게 내버려 둬요. 난 달아날 거예요.'
　나는 너무 아팠습니다. 하지만 난 그렇게 소리치는 것을 억제할 수가 없었어요. 나의 착한 남편 R은 그 동안 나를 꼭 안아주었어요. 내가 그렇게 소리치는 동안, 내가 그 느낌들을 모두 소리로 뽑아내는 동안, 나의 허리에서 눈까지 파이프라인이 설치된 것 같았어요.
　그 관을 통해 눈물과 소리가 뒤범벅되어 흘러나왔어요. 나는 울면서 통증이 거의 밖으로 좔좔 흘러나오는 것을 느꼈어요. 정말 기이하고 낯설면서도 오금을 펼 수 없는 상황이었어요.
　내가 그때 느낀 감정은 어릴 때 느낀 감정 그대로였어요. 아무도 나를 돌보아주지 않는다는 막막함 · 무서움 · 슬픔 · 외로움 · 부끄러움 · 공포…. 나는 울면서 다시 그 아이가 되었어요. 내가 평생 동안 느껴왔고, 미쳤거나 기껏해야 기괴적이라고 생각한 그 느낌을 있는 그대로 느꼈어요. 아마도 나는 내 육체에 대해 신경 쓰지 않았고, 어렸을 때 스스로도 결코 느끼려고 조차 하지 않았던 느낌이었어요. 하지만 그 느낌은 여전히 살아 있었고, 내 안에서 한없이 좔좔 흘러나왔어요."

　나는 이 편지의 공개를 허락해 준 헬렌(가명)에게 감사드린다. 그녀의 편지는 **TMS** 과정을 잘 설명해 주고 있다. 그녀의 사례는 다음 네 가지 중요한 점을 지적하고 있다.

1. 유아기와 아동기에 생겨난 느낌은 무의식 속에 영원히 남아 있고, 그것이 일생 동안 심리적 · 신체적 증상을 일으키는 요인이 된다.
2. 분노 · 슬픔 · 수치심 같은 난처하고 위협적인 느낌은 무의식 속에서 억압된다.
3. 억압된 감정은 끊임없이 의식으로 표면화되려고 한다. 무의식에서 탈출하여 의식적으로 느낄 수 있는 것이 되려고 한다.
4. 신체적 혹은 정서적 증상의 목적은 억압된 감정이 의식으로 표출되는 것을 막으려는 것이다.

그래서 관심을 정서의 영역에서 신체의 영역으로 돌려놓는 것이다. 그것은 회피의 전략이다.

헬렌의 사례는 위의 네 가지 점을 모두 보여준다. 그녀는 그런 통증의 원인을 알고 있었음에도 이틀 동안 통증이 사라지지 않았다. TMS 치료를 받았기 때문에 그녀는 억압된 감정을 잘 이해하면 통증이 사라진다는 것을 알고 있었다.

이 경우는 헬렌의 강력하고, 고통스럽고 위협적인 느낌(무의식 속에 들어 있는)이 의식의 표면 가까이로 점점 더 나오면서 그런 통증을 주었던 것이다. 그런 감정의 표면화를 막아내기 위해 두뇌 전략인 통증은 점점 더 심해졌다. 감정은 무슨 일이 있어도 표면화되기를 원한다. 그래서 그 감정이 의식으로 폭발하면(표현되면) 그때서야 통증이 사라지는 것이다. 그것은 더 이상의 목적을 가지고 있지 않은 것으로, 그 사명이 실패를 한 것이다.

거의 모든 경우에 두뇌 전략은 실패하지 않는다. 그것은 감정을 억압하는 데 성공하고, 그리하여 통증이 계속된다. 그러나 나와 같이 일하는 정신치료사는, 헬렌처럼 그렇게 극적이진 않아도 그러한 반응들이 효과적인 치료 과정에서 종종 나타난다고 말했다. 또 헬렌의 경우와 마찬가지로 정서적 표현이 달성되면 통증은 그 즉시 사라진다는 것이다.
　나의 모든 환자들이 이런 돌파구를 마련할 수 있다면, 시간과 노력을 많이 절약할 수 있을 것이다. 그러나 그런 돌파구가 잘 마련되지 않고, 나 또한 그것을 유도하는 방법을 모르기 때문에, 매우 지루한 과정을 거쳐야 간신히 통증을 제거할 수 있다. 대부분의 TMS 환자는 헬렌 정도의 분노를 갖고 있지 않으므로 헬렌처럼 폭발하지 않는 것이다.

무의식적인 분노와 참을 수 없는 감정 : 숨겨진 범인

　실제로 우리는 의식·무의식·잠재의식, 이렇게 세 가지 마음을 가지고 있다. 이 책은 주로 의식과 무의식만을 다룬다. 세번째 마음인 잠재의식은 지각·인지·언어 조립 및 이해·추론·판단·신체적 기능과 도구 다루는 기능·창조성 등과 관련이 있다. 잠재의식도 흥미로운 분야이기는 하지만, 학습이 주로 잠재의식에서 이루어진다는 점에서만 이 책과 관련이 된다. 학습은 치료과정의 기반이기 때문이다.
　심인성 과정을 이해하려면 무의식을 잘 알아야 한다. 나는 무의식에 부모·성인·아이 이렇게 세 식구가 산다고 이미 말한 바 있다. 의식과 무의식을 다음과 같이 정리해 보았다.

의식적 마음	무의식적 마음
외부적	내부적
논리적	비합리적
사색적	정서적
통제 가능	통제 불능
원숙한	유치한
이타적	자기 도취적 · 나르시스적

완벽지향	강요받는 느낌 — 분노
선량지향	강요받는 느낌 — 분노
죄책감	무감각
용감한	두려워하는
독립적	의존적
자신감	열등감
문명화된	야만적인
도덕적	무도덕적

무의식은 이 도표에서처럼 전면적으로 부정적인 것만은 아니다. 우리는 단지 신체증상을 일으키는 무의식의 특징만 열거한 것이다. 의식적인 마음은 성격의 압박과 일상생활의 스트레스를 잘 견뎌낸다. 이런 스트레스에 대한 반응이 곧 분노의 축적으로 이어지고, 그 분노가 의식의 표면으로 표출하고자 하면 두뇌는 신체적 질환이라는 양동책 *distraction*(주의를 다른 곳으로 돌리기 위한 회피 술수)을 사용하는 것이다. 무의식 속의 분노는 무의식 자체에 의해서도 위험하고 위협적인 것으로 인식된다. 그리하여 신체적 질환이라는 극적인 과잉 반응이 나타나는 것이다.

여기서 오해를 피하기 위해, 우리가 의식적으로 느끼는 분노와 무의식 속에 억압되어 있는 분노(축척된 분노)가 서로 다르다는 것을 아는 것이 중요하다.

정서와 통증(특히 만성통증)의 관계를 연구하는 현대 의학자들은 지각된 정서 *perceived emotions*에만 집중한다. 여기에는 분노·불안·공포·우울 등이 포함된다. 이런 감정을 느끼는 사람은 그것을 알고 있다. 즉 무의식 속에 억압되어 있지 않은 것이다.

나의 경험에 비추어볼 때, 그런 지각된 감정이 통증을 일으키지는 않는다. 마음이 위험하다고 생각하는 느낌이나 억압하는 느낌만이 신체적 증상을 유도한다.

의식적 분노의 억제

저명한 정신분석학자며 작가인 윌라드 게일린은 *1984*년 〈내부의 분노 *The Rage Within*〉라는 중요한 책을 출간했다. 이 책은 현대에 횡행하는 분노와 격노의 원인과 결과를 밝힌 예리한 학술서이다. 게일린 박사는 이 책에서 분노를 억압하는 것은 일상적이며, 그래서 매우 엄청난 정신 사회적 문제가 발생한다고 지적한다.

의식적으로 억제된 분노는 무의식 속에 들어있는 분노의 저수지에 기여한다. 나의 연구는 억압된 분노(무의식)와 억제된 분노(의식)의 직접적 결과로 나타난 통증 질환들을 다룬 것이다. 환자에게 알려진 억제된 분노도 TMS 발생에 일정한 역할을 하지만, 그것은 다음 세 가지 경우에 의해서 무의식 속에 생겨난 분노만큼 강력한 역할을 하지는 못한다.

1. 내적 갈등
2. 일상생활의 스트레스
3. 유아기와 아동기부터 남아 있는 분노의 찌꺼기

더욱이, TMS 치료를 지속적으로 받고 있는 사람들은 계속해서 증세가 좋아졌다. 하지만 일반 병원에서 만성통증을 치료받고 있는 사람들은 그런 효과를 보지 못했다.

화 *anger*가 아닌 분노 *rage*

화가 아니라 분노가 양동책인 신체증상을 일으킨다. 의식으로 표출하고 말겠다는 분노의 위협이 TMS 및 그와 유사한 증상을 만들어내는 결정적인 원인이다.

분노가 범인인지 어떻게 아는가?

심인성 질환을 치료하는 내내, 환자들을 관찰함으로써 많은 정보를 얻었고 이를 통해 많이 배웠다. 더욱이 우리 병원의 심리학자들은 억압된 슬픔과 격노, 그런 감정에 대한 무의식적인 두려움 등을 반복적으로 발견했다. 헬렌이 그 대표적 사례다.

이러한 사례들은 너무나 많다. 자신의 자랑이며 기쁨인 공장을 가족들이 훌쩍 팔아버려서 고통을 당하는 노인, 아내를 기쁘게 하기 위해 자기가 좋아하지도 않는 운동을 강요당하는 남편, 나이든 부모를 돌보면서 겉으로는 내색을 하지 않지만 속으로는 끓고 있는 많은 사람들, 헬렌처럼 어릴 때 성적 학대를 당한 사람들, 여섯 아이에게 자상한 어머니이지만 어머니 역할이 안겨주는 부담감에 내적 분노를 느끼는 여성, 주말에 가족들을 위해 많은 일을 해야 하기 때문에 주초만 되면 등이 아픈 주부, 어린 시절부터 어머니 혹은 아버지에게서 분노를 느껴온 55세의 남자…. 비록 정도 차이는 있지만 누구나 다 억제된 분노를 가지고 있다.

사실 우리 시대, 우리 문화에 살아나가려면 그런 분노를 갖는 것이 당연하다. 이런 무의식적 분노를 아는 것도 중요하지만, 그 분노의 원인에 집중하는 것도 그에 못지 않게 중요하다. 그 원인을 밝히기 전에 먼저 회피라는 단어를 생각해 보자.

회피 : 양동책으로서 증상

서문에서 밝힌 바와 같이, 콜롬비아 대학의 정신분석학자이며 저자인 스탠리 코언은 통증의 목적을 이렇게 설명했다. 통증은 무섭고 위협적인 정서로부터 주의를 돌려서 그것이 표현되지 않게 하려는 것이다. 그런데 여기에서는 정서가 신체적 증상과 어떻게 연결되는지를 이해하는 것이 대단히 중요하다. 또 뒷부분에 치료를 다룬 장에서 밝혀지겠지만, 지식이 증상을 없앨 수 있는 이유를 아는 것도 중요하다.

증상은 불안 같은 나쁜 감정의 신체적 대체물이 아니다. 또한 나쁜 생각이나 죄책감을 대체하는 것도 아니다. 증상은 우리 시선을 억압된 분노에서 신체 쪽으로 되돌리려는 두뇌의 양동책(회피 전술)이다. 즉 위험한 감정이 의식으로 표출되는 것, 또는 용납할 수 없는 감정과 대면하는 것을 회피하려는 책략인 것이다.

헬렌의 사례는 위의 두 가지(표출 회피와 대면 회피)가 모두 들어 있는 경우다. 그녀는 성적 학대라는 타락된 행위로부터 분노와 수치심을 느꼈다. 그는 공포·외로움·두려움 등의 느낌을 갖고 있었으나, 이것을 모두 무의식 속에 억압했다. 그러나 모임에 자극을 받아서, 이런 감정이 의식 쪽으로 표출되려고 했다. 그렇게 되자, 감정의 표출을 막기 위한 필사적인 시도로써 통증이 점점 증가했던 것이다.

무의식은 비논리적이고 비합리적이기 때문에 위협적인 감정 앞에서 자동적으로 반응할 수 있다.

난처한 감정을 수습하는 문제와 극도의 신체적 고통 중에 하나를 고르라고 하면 대부분의 사람은 감정의 수습을 선택한다. 이것이 논리적이다. 그러나 인간의 정서 체계는 이런 논리적 추론과는 길이 다르다. 그것이 무의식 수준에 들어서면 비논리적인 양상을 띠는 것이다. 만약 인간의 두뇌가 앞으로 더 진화한다면, 무의식은 좀더 합리적이 될 것이다. 현재로서는, 무의식이 유치하고 비논리적인 반응에 의해서 휘둘린다는 것을 알아두어야 한다.

TMS의 회피 현상을 이해하기 위해서, 우리는 무의식과 의식이 매우 다르다는 사실을 유념해야 한다. 무의식은 분노의 감정을 두려워하면서 그것을 억압한다. 이 때문에 억압된 감정은 신체적 증상으로 표출된다. 프로이트의 전기 작가인 피터 게이는 무의식이 철통같은 보안을 자랑하는 감옥과 같다고 비유했다. 그 안에 들어간 죄수는 무거운 자물쇠에 채워져 꽁꽁 가두어져 있다. 바꾸어 말하면 억압되어 있는 것이다.

그렇다면 당신은 이렇게 질문할지도 모른다.

감정이 그처럼 꽁꽁 억압되어 있는데, 양동책이 무슨 필요가 있는가?

여기서 감옥의 비유는 매우 적절하다. 억압된 감정은 필사적인 탈옥수와 마찬가지로 탈출을 꿈꾼다. 분노 같은 강력한 정서는 억압의 힘을 이기고 의식으로 떠오르려고 노력하는 것이다. 나는 그것을 '의식을 향한 충동 *drive to consciousness*' 이라고 부르겠다. 예일대학의 철학자이며 정신분석학자인 조나단 리어는 그것을 '표현을 향한 충동' 이라고 불렀다. 또 '사상과 느낌의 의식적 통합' 을 위한 욕망이라고 명명했다.

〈쾌락 원칙을 넘어서 *Beyond the Pleasure Principle*〉에서 프로이트는 이렇게 썼다. "무의식은 그것을 강하게 억누르는 것을 돌파하여 의식으로 나가거나, 아니면 실제 행동으로 배출하려는 강력한 소망을 가지고 있다."

치료 경험은 이런 개념을 적극 뒷받침하고 있다. 환자들이 그런 분노 혹은 감정의 존재를 의식하면, 이런 감정은 표면화하려는 움직임을 멈춘다. 표면화의 위협을 제거했기 때문에 신체적 양동책이 필요 없게 되는 것이고, 그리하여 통증은 멈춘다.

분노는 TMS 증상에서 가장 중요한 원인이다. 그러나 혐오스러운 모든 강력한 감정은 억압되고, 그리하여 표면으로 나오려고 한다. 이렇게 하면 그런 감정은 신체적 증상을 자극할 수 있다. 여기에는 각종 내적 갈등이 개재하는데, 그 중 많은 갈등은 그 신비를 풀어헤치기 위한 정신치료사의 전문적 지식이 필요하다. 강력한 의존심리·성욕에 대한 갈등·정체성의 문제·무기력감·굴욕과 수치 등, 이런 감정은 내가 환자들과 상담할 때는 잘 나타나지 않았다. 만약 이런 갈등이 만성 증상의 뿌리에 놓여 있다면, 정신치료를 받아서 그 과정을 원상태로 되돌려놓는 것이 필요하다.

신체적 증상은 무의식적 현상의 양동책이라는 원칙을 이해하는 것이 심인성 과정을 이해하는 핵심이다. 또 이것이 치료과정의 발달에 핵심사항이 된다. 이것은 여러 해에 걸친 성공적인 치료 경험에 의해 그 타당성이 입증되었다.

분노의 원천

이것은 심인성 과정 중에서 가장 중요한 주제다. 무의식 속에 있는 분노의 존재를 의식하는 것도 중요하지만, 그것에 집중하는 것만으로는 충분하지 않다. 우리는 심인성 과정을 충분히 이해하기 위해서 분노의 원인을 알아내야 한다.

유아기와 아동기의 상흔

유아기와 아동기의 경험은 분노의 저수지에 물을 대는 최초의 물줄기다. 헬렌의 성 학대 사례는 유아기 때 갖는 정신적 상흔의 가장 심각한 유형이 무엇인지를 잘 보여주는 경우다. 신체적·정서적 학대는 어린아이의 심리적 발달에 아주 심각한 피해를 줄 수도 있다.

정서적 학대는 '훈련'이라는 허울 좋은 이름 아래 이루어진다. '아이들은 조용히 있어야지 말을 해서는 안 된다', '착한 어린이는 신경질을 내지 않는다' 등의 엄격한 행동 규칙이나, 선과 악의 엄격한 구분(종교적 훈련이 이런 것을 부과한다) 등은 아주 낯익은 사례다. 게다가 부모가 알코올 중독·마약 중독·우울증·불안증이나 정신병 등을 앓고 있을 경우, 이것은 아이들에게 지속적인 상흔을 남긴다.

만약 어머니가 심리적으로 적응불안이면, 생후 몇 달 사이에 벌어지는 엄마와 아이의 유대관계라든가 정서적 독립을 성취하는 문제 등에 혼란이 오게 된다. 만약 어머니가 처녀 적에 그 어머니에게 심하게 의존했다면, 그 어머니는 어린아이를 자기 자신에게 꼭 묶어놓으려고 할 것이다. 왜냐하면 그것이 그 어머니를 편안하게 하기 때문이다. 그녀는 또 남편이나 부모에게서 받지 못한 사랑을 아이에게서 보충하러 들지도 모른다.

이와 마찬가지로 아버지도 아이의 발달에 중요한 역할을 한다. 아버지는 아들에게는 모범이 되고, 딸에게는 나중에 커서 사랑하게 될 남자의 모범이 된다. 만약 그 아버지가 아이 양육은 엄마의 문제라고 미루는 사람이라면, 아이들은 문제에 빠지게 된다. 부모는 아이에게 높은 기대 ― 학자·운동선수·예술가 등 ― 를 걸어서 아이가 감당할 수 없는 스트레스를 만들어 낸다.

무의식적인 분노는 매우 정상적인 상황에서도 발생한다. 꼭 나쁜·잔인한·적응불안의 부모가 있어야만 분노가 생기는 것은 아니다.

적응불안의 억압된 느낌은 TMS 환자들에게 보편적인 성격 유형을 발달시킨다. 그들은 완벽주의적이고·충동적이고·지나치게 양심적이거나 야심적이다. 그들은 자기 자신에게 매우 비판적이고, 또 일반적으로 성공을 거둔 사람들이다. 이런 성격적 특징과 아울러 남을 기쁘게 하거나 선량한 사람이 되려 하며, 도움을 주려는 경향이 강하다. 간단히 말해서 TMS 환자는 사랑·존경·애정 등 그 어떤 것이 되었든 남에게 인정받고 싶어하는 경향이 강하다.

완벽하고 선량한 것이 잘못이란 말인가?

사회나 개인의 경력이라는 관점에서 보면 전혀 잘못된 것이 아니다. 하지만 그런 성격이 무의식에 부정적인 결과를 불러오기 때문에 문제가 되는 것이다.

성격 특징
자기비하 (열등감)

자기비하는 우리 사회에 너무나 만연되어 있어서 이것이 혹시 유전적·발달적 요인이 아닐까 하는 생각마저 들게 한다.

적응불안과 자기회의 같은 억압된 느낌은 우리의 공통적인 운명인 듯하다. 과거의 사회에선 아이들에게 덜 통제를 가하고 보살핌으로써 아이들을 잘 길렀다. 또한 간단한 행동 규칙·좋은 역할 모델·통과의례 등이 있어서 아이들의 성장에 도움이 되었다.

인간 모두가 적응불안이라는 내적 느낌을 갖고 있는지는 입증할 수 없다. 그러나 코헛 같은 현대 정신분석학자는 어린 시절 내적 자아의 잘못된 발달은 나중에 성년이 되어서도 유치한 무의식적 느낌을 남긴다고 지적했다.

완벽주의

완벽함에 대한 충동은 자기 자신과 이 세상을 향해 우리가 진정으로 가치 있는 인물임을 과시하려는 욕구에서 비롯된다. 통증 치료과정에서 내가 만난 환자들은 정도 차이만 있을 뿐 모두 완벽주의자였다. 그러나 완벽주의자임을 거부한 환자들도 자신이 인생에서 깨끗함·청결함·정돈된 상태 등을 소중히 여긴다는 점을 인정했다. 또한 그들은 자신이 책임감이 강하고, 양심적이며, 걱정을 많이 하는 경향이 있다는 점도 인정했다. 그들은 야심이 많을 뿐만 아니라 열심히 일하며 또 자기 비판적이었다. 그들은 자기 자신에게 높은 성취수준과 행동기준을 부과했다. 적응불안이라는 내적 감각은 완벽주의를 부추긴다. 적응불안이라는 느낌은 무의식 깊숙한 곳에 자리잡고 있으며, 역설적이게도 그것은 우리를 매우 성공적인 사람으로 만들어준다.

왜 완벽 지향은 분노를 낳는가? 그것은 마음속의 '부모'가 '아이'에게 부과하는 스트레스로 인해 분노를 낳기 때문이다. 실천 심리학자인 벤 소로츠킨은 '완벽주의가 도저히 이룰 수 없는 기준을 무의식적으로 설정하게 만든다'고 설명했다. 그런 높은 기준을 맞추지 못하기 때문에 무의식적인 수치와 분노가 생기는 것이다.

선량주의

내가 치료를 담당한 환자들 중에서 가장 많이 나타나는 성격적 특징이 선량주의였다. 또는 다른 여러 성격적 특징 중 남에게 잘해 주겠다는 마음가짐이 가장 뚜렷하게 나타났다. 이 사람들은 남을 도와주려고 하는데, 심지어는 그러한 과정에서 손해를 당하기도 한다. 그들은 남을 기쁘게 할 뿐만 아니라 남에게서 호인이라는 소리를 듣고 싶어한다. 문화적·종교적 영향도 이런 경향을 높인다. 사회는 좋은 자식·좋은 배우자·좋은 부모·좋은 동료가 되라고 요구한다. 이 강력한 충동은 완벽주의와 마찬가지로 적응불안이라는 깊은 느낌에서 비롯되는 것 같다.

완벽하고 선량하게 되려는 게 무엇이 잘못이란 말인가? 오히려 그것은 모든 사람에게 혜택을 주지 않는가? 사회나 대인 관계의 관점에서 본다면 좋은 것이지만, 그것은 또한 강력한 내면의 분노를 일으킨다. 우리는 의식적으로 선량해지려고 노력하지만, 나르시스적인 자아는 다른 속셈을 갖고 있는 것이다. 실제로 그 자아는 이런 명령에 분노를 느낀다. 여기에다 우리의 노력이 제대로 평가받지 못한다는 무의식적 분노를 합쳐놓아 봐라. 그런데 이중에서도 가장 나쁜 것은 우리가 자신의 기대에 부응하는 삶을 살아가지 못한다고 생각할 때 느끼는 분노이다.

무의식은 비합리적이라는 것을 기억하라. 아이를 금방 낳은 젊은 어머니는 아이에게 뭐든지 잘해 주고 싶어 안달이다. 때문에 밤새 거의 잠을 자지 못하면서까지 애를 돌본다. 이처럼 아이 돌보기에 열성이지만, 실은 자신이 무의식적으로 아이에게 화를 내고 있다는 것을 느끼지 못한다. 많은 환자들이 부모가 그들의 자식에게 무의식으로 분노를 품고 있다는 사실을 받아들이지 못했다.

적개심과 공격성

적개심과 공격성이 우리의 건강에 해를 미친다는 연구는 많이 나와 있다. 적개심이, 심장동맥경화를 가져오는 A형의 행동 특징이 되는 핵심 원인이라는 사실은 널리 알려져 있다. 그러나 이때도 초점은 지각된 정서에만 국한된다.

TMS 이론은 적개심과 공격성이 그보다 훨씬 더 위험한 것, 즉 억압된 분노가 일어난 것이라고 본다.

신체적 증상·불안·우울·적개심 등은 사실 서로 유사한 증상이다. 이것들 모두가 무의식 속에서 진행되는 과정의 강력한 반영물이다.

죄책감

최근에 한 여자 환자가 남을 기쁘게 하고 선량한 사람이 되고 싶은 자신의 충동을 내게 말했다.

그녀는 또 이렇게 덧붙였다. "그뿐만 아니라 내 생활에서 다른 사람들에게 충분히 선량하고 친절하게 행동하지 못한 것에 대해 죄책감을 느껴요."

　죄책감은 정서적 문제를 가진 환자들의 또 다른 반응이다. 이것은 환자 스스로가 부과한 스트레스로서 분노의 저수지 수위를 높인다. 이런 환자는 지난날의 범죄나 어색한 행동 등 많은 것에 대해서 죄책감을 느낀다. 자아는 그 어떤 불편함도 허용하지 않기 때문에 죄책감은 자기 자신의 가치의식에 또 다른 스트레스가 될 뿐 아니라 분노의 수위까지 높인다. 자기비판은 남들의 비판 못지 않게 분노를 일으키는 것이다.

의존심리

　아동기의 잔재물 중 하나는 남의 보살핌을 받고 싶다는 의존심리다. 그러나 우리 사회에서는 어른의 이런 행동을 바람직하지 않다고 보기 때문에 이런 심리는 억압되기 마련이다. 하지만 우리는 무의식적으로는 의존상태에 놓여 있는 것이다. 그리하여 의존 욕구가 충족되지 못하면 무의식 속에 분노가 쌓이게 된다. 그리고 역설적이게도 우리는 우리가 의존하고 싶어했던 사람에게 무의식적인 분노를 느끼는 것이다.

　무의식적인 의존심리는 또 다른 분노의 악화를 가져온다. 가령 배우자(우리에게 '어머니' 노릇을 해줄 사람)를 잘못 고르는 것이다. 또는 안정되어 있기는 하지만 책임감이 없고, 도전적이지도 못하면서 성취감도 없는 직업을 고르게 되는 것이다. 뿌리깊은 의존심리에 대한 또 다른 반응은 지나친 독립심 혹은 공격성이다.

　자기비하 · 완벽주의 · 선량주의 · 죄책감 · 의존심리 등을 잘 이해하면, 분노가 TMS 같은 심인성 질환을 일으키는 주요한 정서임을 알 수 있다. 적응불안과 의존심리는 완벽주의적 · 선량주의적 경향을 만들어내는 것이다. 자아는 어린아이처럼 스트레스에 반응한다. 그리하여 여기에 하나의 순환론이 작용하게 된다. 자아는 어떤 특정 성격 유형을 발전시키고, 그 유형이 다시 자아를 분노하게 만드는 것이다.

우리를 둘러싸고 있는 세계

마음의 '부모'에게서 나온 것이든 아니면 일상생활의 현실 속에서 나온 것이든, 스트레스는 자아를 화나게 만든다. 양심적이면서 남의 눈을 신경 쓰는 사람은 더욱 문제가 복잡해진다. 유능한 직장인·좋은 배우자 혹은 부모·나이든 부모를 모시는 사람이 되라는 등의 압박은 문제를 더욱 악화시킨다.

좋은 직장에 취직하기·결혼하기·아이 낳기 등의 행복한 사건도 내적인 동요·압박·분노를 일으킬 수 있다. 임신 기간 중에 등통을 느낀 많은 젊은 어머니들은 적응불안을 느낄 뿐만 아니라, 아이를 갖는 것이 자신의 직장을 위태롭게 하지는 않을까 걱정한다.

정서적 스펙트럼의 극단(맨 위나 맨 아래)에 있는 내적 자아는 자기가 버림받았다는 느낌을 갖게 되면, 집 떠나는 아이에게나 사랑하는 사람이 죽어갈 때도 분노를 느낀다.

여러 해 전 뉴욕 정신과 의사인 토마스 홈스와 리처드 라어는 '여러 질병의 자연 역사' 속에서라는 주제로 스트레스성 사건이 미치는 영향을 조사했다. 그들은 그 사건의 목록을 작성했다. 어떤 사건들은 부정적 사건이었지만, 어떤 것은 사회적으로 바람직한 것이었다. 다시 말해서 '성취·성공·물질주의·실용성·효율성·미래 지향·순응주의·자급자족 등' 미국적 가치와 일치하는 것이었다. 여기에 그 목록을 제시한다. 우리는 이런 사건들이 내적 분노의 메커니즘을 통해 '질병'을 일으켰다고 믿는다. 열거된 사건들은 스트레스의 크기 순이다.

1. 배우자의 죽음

2. 이 혼

3. 부부의 별거

4. 감옥생활

5. 가까운 친척의 죽음

6. 개인적 부상이나 질병

7. 결 혼

8. 직장에서 해고당함

9. 부부의 재결합

10. 은 퇴

11. 가족 구성원의 건강 이상

12. 임 신

13. 성적 문제의 어려움

14. 식구가 늘어남

15. 사업 개편

16. 재정적 상태의 변화

17. 친한 친구의 죽음

18. 전 직

19. 부부 싸움의 회수 변경

20. 1만 달러 이상의 빚(1960년 당시)

21. 저당이나 융자의 몰수

22. 직장에서의 보직 변경

23. 아들이나 딸이 집을 떠나감

24. 시댁과의 불화

25. 이루진 못한 개인의 목표

26. 아내가 직장에 출근하거나 그만둠

27. 학기초나 학기말
28. 생활조건의 변화
29. 개인적 습관의 수정
30. 직장 상급자와의 갈등
31. 근무시간 혹은 근무조건의 변경
32. 거주지의 변경
33. 학교의 변경
34. 여가생활의 변경
35. 교회활동의 변경
36. 사회활동의 변경
37. 1만 달러 이하의 빚이나 저당
38. 잠버릇의 변화
39. 가족모임의 회수 변경
40. 식사 습관의 변경
41. 휴 가
42. 크리스마스
43. 가벼운 법규 위반

긍정적 스트레스와 부정적 스트레스, 둘 다 모두 무의식 속에서 분노를 일으킨다. 단지 당사자는 그것을 의식하지 못하는 것이다. 축적된 화는 분노로 변하고, 무의식 속에서 타오르는 분노는 신체적 증상으로 나타난다.

여섯 가지 기본적 욕구

우리는 기본적인 욕구를 달성하고자 하는데, 그것이 우리를 스트레스로 몰아넣을 뿐만 아니라 자아에 분노를 준다. 또는 다음과 같은 필요가 일부 충족되지 않을 때 좌절감이나 분노를 느낀다.
그 기본적 욕구는 다음과 같다.

1. 완벽해지는 것(남들보다 뛰어나게 성취하고 성공하는 것 : 높은 기대치와 기준 : 자기 비판적이며 비판에 매우 민감함).
2. 남들에게 호감을 주는 것(남들로부터 승인 받고 · 사랑 받고 · 존경받고 · 숭배되는 것 ; 남을 기쁘게 하려는 충동, '좋은 사람' 이라는 소리를 듣고 싶은 충동, 이 세상 모든 일에 도와주고 싶은 마음).
3. 보살핌을 받는 것(인간이 아무리 나이가 들고 독립을 성취한다 해도 무의식 속에서는 결코 없어지지 않는 욕망).
4. 위안을 받는 것(음식 · 술 · 담배 · 섹스 · 오락 · 놀이 등을 통해 만족을 얻는 것).
5. 육체적으로 끄떡없는 것(튼튼히고, 막힘이 없고, 섹시한 것).
6. 죽지 않는 것(우리는 무의식 속에서 죽음의 불가피성에 분노를 느낀다).

위의 여섯 가지 욕구 중 마지막 것은 매우 미묘한 것이다. 그러나 이런 욕구가 50대 · 60대, 혹은 70대의 남녀에게 고통을 가져온다. 늙는다는 것은 사람을 화나게 하는 것이다. 나 자신도 그것을 직접 경험하기 전에는 이 문제를 깊이 생각해 보지 않았다. 나의 환자들 중 어떤 사람은 이런 욕구를 알고 있었으나, 대부분 이 문제로 인한 내적 분노는 잘 인식하지 못했다.

분노 · 위안 비율

나는 분노 · 위안 비율이 신체적 증상이 나타나는 데 역할을 한다고 본다. 환자들은 종종 이렇게 묻는다. "왜 통증이 지금 시작되는가?" 나는 그때마다 이렇게 대답한다. "당신의 분노가 지금 막 임계 수준에 도달했기 때문이다. 또한 그 분노가 이제 의식으로 분출하려고 하기 때문이다."

그러나 이 문제에는 또 다른 요소가 도사리고 있다. 증상을 가져오는 것은 분노의 크기만이 아니다. 그 분노를 누그러뜨리는 위안의 유무가 또 다른 요인인 것이다. 이론적으로 볼 때, 이런 즐거운 요소는 분노에 의한 위협을 누그러뜨려서 증상이 나타나지 않게 만든다. 물론 위안의 힘을 너무 지나치게 높게 평가해서는 안 될 것이다. 아무튼 위안은 일정한 역할을 한다. 따라서 증상이 나타나는 것은 위안에 의해서도 누그러뜨려지지 않는 분노의 분출이라고 할 수 있다.

유사 증상의 개념

TMS는 여러 가지 상호 교환적인 신체 질환 중 한 가지다. 이런 증상들은 모든 심인성의 목적에 영향을 미친다. 그러므로 이런 증상들은 각자 유사 증상이 되는 것이다. 실제로 환자의 주의력을 빼앗아 가는 신체적 질병 — 가령 골절이나 호흡기 감염 등 — 은 일시적으로 심인성 과정을 멈추게 한다. 때때로 새로운 병이 생기면 통증 증후군은 사라진다. 그랬다가 그 병이 사라지면 통증이 재발하는 것이다.

1975년도에 실시된 조사에 의하면, TMS 환자의 88퍼센트가 몇 가지 공통되는 심인성 질환을 가지고 있는 것으로 나타났다. 그것은 다음과 같다.

속 쓰림 · 위산과다 · 위염 · 열공 탈출증 등 다양한 위장 증상, 장 경련 · 과민성 대장 증상 · 만성적 변비 등의 소화내장 기관의 문제, 고초열 · 천식 같은 통상적인 알레르기 상태, 습진 · 여드름 · 두드러기 · 마른버짐 같은 다양한 피부질환, 긴장이나 편두통, 빈뇨와 호흡기 감염, 현기증과 귀울림(신경질환이나 귀 질환과 관계없는).

물론 모든 사람이 이런 증상을 심인성이라고 동의하는 것은 아니다. 그러나 나의 임상 실험에서는 그런 증상이 모두 심인성인 것으로 드러났다. 이런 증상은 동시 다발로 발생하기도 했고, 그래서 동일한 심리적 목적에 봉사한다는 생각이 들었다. 이런 증상들이 TMS 환자들에게 너무나 공통적으로 발생하기 때문에, 나는 TMS조차도 심인성이라고 결론 내리게 되었다.

유사 증상으로서 불안과 우울

위에 열거한 증상들이 심인성이라는 주장은 상당한 논쟁거리가 된다. 그런데 불안과 우울도 TMS의 유사 증상이라는 나의 주장은 더욱 더 심한 논쟁을 불러일으킬 것이다. 나는 불안과 우울도 무의식 속의 위협적인 정서를 위한 양동책이라고 본다. 정신은 양동책을 선택하는 데 있어서 절충주의적인 것이다.

다음 사례는 불안과 우울이 유사 증상이라는 것을 잘 보여준다.

첫번째 사례는 40대 후반의 독신 여성이다. 그녀는 만성적인 허리통증 때문에 아무것도 할 수가 없는 상태였다. 여러 병원에서 철저한 검사를 받았으나 아무런 결과도 나오지 않았다. 그녀의 허리뼈는 구조적으로 전혀 문제가 없었다. X선을 찍어도 노화에 따른 약간의 신체 변화만 있을 뿐, 특별한 것이 없었다. 그녀는 물리검사에서 정상 판정을 받았기 때문에 나는 그녀에게 TMS 진단을 내렸다.

그녀는 증상이 심했기 때문에 내 병원에 입원했다. 그녀는 물리치료와 나의 교육 프로그램에 따른 정신치료를 함께 받았다. 그녀는 통증이 서서히 완화되는 것을 느꼈다. 어느 날 아침 그녀는 내 사무실로 찾아와 '통증은 완전히 사라졌으나 이제 매우 심한 불안을 느낀다'고 말했다. 불안이 이렇게 심할 바에야 차라리 옛날로 되돌아가는 게 좋겠다는 생각도 든다는 것이었다. 그때는 아프기만 했지 불안하지는 않았다는 것이다. 그녀의 두뇌는 통증이라는 양동책을 잃어버렸기 때문에 이제 불안이라는 유사 증상을 동원하고 있었다.

나는 우울도 동일한 방식으로 작동할 수 있다고 생각한다.

내가 맡은 한 환자는 50세의 남자였다. 그는 수년간에 걸쳐 각종 TMS 증상을 성공적으로 치료받았다. 그는 또 오랫동안 우울증을 앓아왔기 때문에 약물치료와 정신치료를 받았다. 1994년초 그는 항우울제를 처방 받았는데 매우 큰 효과를 보았으며, 가을에는 정신 상태가 양호해졌다. 이 시점에서 그에게 갑자기 심한 TMS 증상, 그러니까 발목의 근육이 약해지는 현상 등이 나타났다. 나는 이것을 증상 대체 현상이라고 해석했다. 약물은 두뇌의 화학작용을 바꿔서 우울증은 완화했으나, 그 우울증을 일으키는 정신 내의 갈등은 치료하지 못한 것이다. 그러므로 또 다른 양동책이 필요해져서 그가 오래 전에 앓았던 증세(등통과 다리 통증)가 다시 도진 것이다.

공황증세(심한 불안이 신체적으로 나타나는 증상)는 억압된 분노에 대한 반작용이다. 내 환자 한 사람은 어떤 일로 인해 여자를 주먹으로 때리기 일보 직전까지 갔다고 한다. 그렇지만 그건 신사답지 않은 행동이라 생각되어 가까스로 분노를 억눌렀다. 그러자 그에게 공황증세가 나타났다. 다른 연구들도 이런 유사 증상의 존재를 확인했다. 한 연구는 만성통증(TMS는 만성이 될 수 있다)을 가리켜 불안이나 우울 같은 병리적 정서라고 말했다. 다른 연구들은 만성통증이 심리학적으로 우울과 유사한 것이라고 진단했다.

공포의 요소

공포는 마음이 양동책을 성사하는 데 있어서 통증 못지 않게 유효한 증상이다. 통증에 대한 공포·신체 활동에 대한 공포·부상 혹은 척추 이상에 대한 공포 등은 TMS를 영속화할 수 있다. 통증이 없는 상태에서도 말이다. 마음은 우리의 주의력을 신체에 집중시키는 데만 관심이 있다. 이런 현상에 대한 공포는 통증 그 자체만큼이나 TMS를 유도할 수 있는 것이다. 사정이 이렇기 때문에 우리의 치료 프로그램은 통증의 해소뿐만 아니라 공포의 제거에도 역점을 두고 있는 것이다.

유사 증상으로서 강박충동 장애

매우 지적이고 예리한 어떤 환자가 이런 발견의 단서를 제공해 주었다. 그는 전형적인 TMS 환자였으나, 자신이 강박충동 장애로 고생하고 있다는 얘기는 하지 않았다. 강박충동 장애는 어떤 행위를 계속하거나 강박관념을 계속 갖는 증세를 말한다. 이것은 매우 난처할 뿐만 아니라 기능적으로도 성가시기 짝이 없는 일이다.

가장 전형적인 사례는 하루에도 수백 번씩 손을 씻는 행위다. 아무리 씻어도 손에 묻은 세균이 떨어지지 않았다는 생각을 떨쳐버리지 못하는 것이다. 이런 행위를 하거나 또 이런 것을 자꾸만 생각하고 싶은 충동은 거의 물리칠 수가 없을 지경이었다.

이 환자가 가진 TMS나 강박충동 장애는 배후가 동일한 심인성이라고 결론을 내렸다. 그리하여 TMS에 적용되는 치료 원칙을 강박충동에 적용해 보았더니 매우 좋은 효과가 났다는 것이다. 사실 이 환자의 강박충동은 등통보다 먼저 사라졌다.

강박충동은 불안 유사 증세고 또한 TMS의 유사 증상이다. 그러므로 강박충동을 TMS의 유사 증상으로 포함하는 것이 타당하다고 생각된다. 강박충동은 TMS의 고통 못지 않게 환자의 주의력을 빼앗아 가는 것이다. 때때로 TMS 환자는 자신들의 통증에 대해 너무 강박관념을 갖는데, 이것은 무의식이 얼마나 강력하게 양동책을 밀어붙이는지를 잘 보여준다.

내가 이 장에서 제시한 많은 이론은 논쟁을 불러일으킬 수 있는 것이며, 또한 정통 의학계의 사람들로부터 반박을 받을 것이라고 생각한다. 하지만 이 이론들은 나의 임상 경험의 결과다. 내가 정신분석에 대한 훈련을 받지 않았기 때문에, 정통 의학계 사람들은 내 이론의 심리학이나 정신의학에 대해서 의문을 품을 것이다. 그러나 심신 의학 분야는 20세기 후반에 들어와서는 프로이트의 시대처럼 집중적으로 연구되지 않았다는 사실을 명심하기 바란다. 정통 의학계와 정신의학계에서는 심신 의학을 완전히 무시해 버렸다.

한편 심리학자들은 신체적 증상을 평가하는 훈련을 받지 않았기 때문에, 신체적으로 나타난 심인성 질환에 대해 연구하지 않았다. 의사이면서 정신분석학자인 사람들만이 심신 의학 분야에 관심을 가지고서 이 주제에 관한 논문을 발표해 왔다. 그러나 그들의 연구 범위는 제한되어 있다. 그들은 궤양성 대장염 같은 심각한 심인성 질환만 연구하고 있다.

나의 심리 이론은 정서에 의해서 유도되는 신체증상만 다루고 있다. 나는 심인성 질환의 정서적 증상을 치료하는 정신요법사가 아니다. 나는 신체를 치료하는 의사로서 신체적 질환의 심리적 원인을 파헤쳐 보았다. 그러므로 나의 이론은 한편으로는 신체를 다루는 의사들에 의해 다른 문맥에서 검토되어야 하고, 또 다른 한편으로는 심리학자 — 정신의학자에 의해서 검토되어야 한다. 이제 우리는 개념적 가교를 필요로 한다. 그러면 그것을 어떻게 구축할 수 있을지에 대해 살펴보기로 하자.

2

심신성 과정의 메커니즘

심인성 개념

이 부분은 두뇌의 정서활동과 신체의 신체적 증상을 연결하는 조직적·개념적 가교로 구성된 것이다. 이 책은 많은 신체적 질병을 일으키는 정서상태에 대한 묘사로 시작되었다. 그리고 이 가교를 건너간 다음에는 질환 그 자체에 대한 설명이 이어질 것이다.

지난 20년 동안 '심인성' 개념에 대한 책자가 많은 저자들에 의해 발간되었다. 저자들로는 허버트 벤슨·디팩 초프라·노먼 커즌스·데니스 재프·로렌스 리샌·스티븐 로크·더글러스 콜리건·조이 맥도걸·모튼 레이서·어니스트 로시·버니 시겔·그레이엄 테일러·앤드루 바일 등을 들 수 있다.

다양한 배경과 학문 분야 출신인 이들은 마음이 질병과 싸워서 건강을 증진시키는 능력을 갖고 있다고 믿는다. 그 능력이 진실임은 의심의 여지가 없다.

그러나 마음이 어떻게 육체적 질병을 일으키고 또 치료하는지에 대해 과학적으로 설명하는 것이 중요하다. 이 책은 그런 능력의 구체적 사례를 제시하고 있다. 두뇌가 어떻게 TMS와 유사 증상을 일으키고 또 어떻게 그런 증상을 완화하는지를 설명하고 있다.

심신 의학의 위상

나는 이 책에서 심인성 *psychosomatic*이라는 말과 심신성 *mindbody* 이라는 말을 상호 교환적으로 사용했다. 이 두 단어는 두뇌와 신체의 상호작용을 가리키는 동의어로서, 심리적·정신적 과정이 몸에 병적인 변화나 유익한 변화를 일으키는 과정을 가리키는 말이다. 흔히 심신이라는 단어는 정신이상자가 경험하는 가상적인 질환으로 잘못 이해되고 있거나, 실제 증상을 과대 포장하는 경향으로 오해되곤 한다. 따라서 이 점은 분명히 짚고 넘어가야 한다. 심인성 증상은 실제적이면서 정상적인 사람에게 발생하고, 또한 서구사회에서는 보편적인 현상이다.

이 주제를 다룬 관련 책자들은 마음과 신체 혹은 마음 – 신체(하이픈에 유의) 관계를 주목하고 있다. 국립보건연구원에서 기본적인 연구 조사를 하고 있는 캔디스 퍼트는 두뇌와 신체의 긴밀한 관계를 적시하면서 마음과 신체라는 단어를 아예 붙여서 '심신 *mindbody*'이라고 쓰면 어떻겠냐고 제안했다. TMS에 대한 나의 경험에 비추어 볼 때 나는 이런 단어가 타당하다고 생각하며, 그래서 이렇게 쓰기로 했다. 따라서 이 책에서 '심인성'이라고 하면 psychosomatic(심인성)이라는 단어와 mindbody(심신성)라는 단어를 상호 교환적으로 가리키는 것으로 이해해 주기 바란다.

1950년에 발간된 〈심신 의학 *Psychosomatic Medicine*〉이라는 책의 서문에서 프란츠 알렉산더는 이렇게 썼다.

"다시 한 번 환자들은 근심·공포·희망·절망 등을 가진 인간으로서 의학 연구의 타당한 대상으로 떠오르게 되었다. 그들은 단지 내장 기관의 보유자-병든 간이나 위장의 보유자-가 아닌, 심신이 불가분인 완전한 전체로서 대접받게 된 것이다. 의사들 사이에서 심리적 지향에 대한 관심이 점차 고조되고 있다."

그러나 아이러니컬하게도 알렉산더가 주창한 운동은 알렉산더 한 사람으로 끝나고 말았다. 그가 비판했던, 기술적·질병 지향적·반심리학적 의학이 그후 계속 압도적 우위를 차지해 왔고, 그가 시작한 중요한 작업을 이어받은 사람은 별로 없었다. 정신의학을 포함한 정통 의학은 1장에서 제시된 이론을 받아들이지 않는다. 또한 정서가 신체적 증상을 일으킬 수 있다고 믿지도 않는다. 미국 정신의학협회에서 펴낸 정신 질환의 공식 책자인 〈정신 질환의 진단 및 통계 교범 *Diagnostic and Statistical Manual of Mental Disorders*〉은 '심인성 *psychosomatic*' 이라는 단어를 사용하지 않는다.

알렉산더는 정서적 현상이 위궤양이나 TMS를 일으킨다고 믿었다. 그는 또한 정서적 현상이 소화내장·호흡기·심장혈관·내분비선·관절·근육 등에 미치는 효과를 연구했다. 그는 특정한 정서적 상태가 각각의 신체적 질병을 일으킨다고 믿었다.

이와는 대조적으로, TMS 이론은 제 1장에서 설명한 심리적 과정이 심인성 신체 질환을 일으킨다고 주장한다. 하지만 증상은 생리적·심리적 상태의 경중에 따라 차이가 많다.

정통 의학은 심인성 질환의 타당한 증거를 들이대도 그런 개념을 받아들이지 않으려 한다. 이것은 '마음과 몸' 의 상호 작용은 존재하지 않는다는 철학적 편견을 고집하기 때문이다. 또 실험실 과학만이 진짜 과학이라는 편견 때문이기도 하다. 심인성 현상은 시험관이나 실험쥐를 가지고서는 연구할 수가 없다. 무의식 속의 정서는 검사를 해보거나 성격의 면모를 살핌으로써는 드러나지 않는다.

이 책에서 소개된 여러 가지 의학적 경험은 또 다른 과학적 방식이라고 할 수 있다. 그것은 여러 해 동안 수많은 환자들을 상대로 진단 및 치료의 가설을 시험하여 얻어진 방식이다. 많은 사람들이 내 책을 연구한 것만으로도 자신의 병을 '고쳤다'는 사실은 그 자체로 TMS 진단이 정확하다는 증거다. 나는 1973년이래 약 1만 명의 TMS 환자를 진찰했다. 이 환자들은 대부분 통증에서 벗어났고, 또 활동적인 신체상태를 회복했다. 그러니 이것 또한 과학인 것이다. 25년 동안 TMS 환자들을 성공적으로 치료했다는 것은 그 이론의 타당성을 합리적으로 설명해준다. 이것은 진단의 정확성을 입증하는 것이다.

하버드 대학에서 생물학·지질학·자연사 등을 강의하는 스티븐 제이 굴드는 1986년 6월 〈자연사〉 잡지에다 '연성 과학 *soft science*'을 옹호하는 글을 게재했다.

불운한 일이지만, 과학은 두 가지 다른 신분의 영역으로 나뉘어져 있다. 한편으로는 '강성 과학 *hard science*' 즉 수치의 정확성·예측성·실험성 등을 강조하는 자연과학이 있고, 다른 한쪽으로는 '연성 과학'이 있다. 이 과학은 역사 속에 존재하는 복잡하고 풍성한 의미를 지닌 대상들을 연구하는 학문인데, 이러한 미덕을 '단순한' 기술 *description*과 맞바꾸어야 하는 것이다. 예측할 수 없는 것을 설명할 수 있기를 바랄 뿐인 이 혼란한 세상에서 이런 구체적 숫자를 요구하기 때문이다. 생명의 역사는 이런 연성 과학의 혼잡함을 그대로 갖고 있다. 그리하여 과학의 모습에는 미달이라는 평가를 받는다.

인간의 정서와 그 결과를 연구하는 분야도 결국 그 '혼잡함'의 울타리 안에 들어간다. 이 분야는 굴드가 연구하는 역사적 과학의 상대적 산뜻함마저도 가지고 있지 못하다. 왜냐하면 정서의 기본을 이해하는 데 필요한 도구조차 아직 갖추지 못했기 때문이다.

현대의 정신의학 연구는 우울증 같은 병리적 상태를 두뇌 속의 화학물질의 문제라고 판단한다.

그리하여 약물을 투입하여 우울증을 없앨 수 있다면, 그 질환은 치료가 된 것으로 본다. TMS 이론은 우울증과 우울증에 관련된 화학변화는 무의식 속에 있는 공포의 느낌과 비교할 때, 부차적 의미밖에 가지지 못한다고 본다.

정서와 심신 의학을 공부하는 사람들은 '강성 과학'의 도구들을 사용하지 못하는 데서 오는 열등감을 극복해야 한다. 나는 여기서 굴드의 또 다른 글을 인용해 보겠다.

이런 불필요한 열등감은 역사의 복잡하고, 반복 불가능하고, 예측 불가능한 사건(혹은 '복잡하여 이해하기 어려운 인간 정서의 영역')을 다뤄야 하는 과학자들 사이에 퍼져 있는 불운한 자기증오의 전통에서 나온 것이다. 우리는 수량화·실험화·복제화 모델을 가진 '강성 과학'이 본래 우월하고 또 절대적인 정전의 위치를 차지한다고 배웠다. 그리하여 다른 기술들은 상대적으로 열등하다고 생각하게 되었다. 그러나 역사적 과학은 일련의 우발적인 사건들, 그러니까 미리 예측할 수 없었던 것들을 재구성함으로써 이루어진다. 만약 이런 연성 과학의 설명이 증거에 의해 충분히 뒷받침된 것이라면, 그것은 실험과학의 설명처럼 엄정하고 또 신빙성 있는 것이 된다. 어떤 경우든 세상은 이런 식으로 돌아가고 있는 것이다. 그러므로 연성 과학은 더 이상 변명할 필요가 없다.

굴드의 역사적 과학과 심인성 질환의 과학 사이에는 유사점이 있다. 둘 다 실험실을 사용하지는 않지만 엄정하게 연구될 수는 있는 것이다.

TMS와 유사 증상의 경우, 세심한 관찰과 반복 가능한 치료 경험은 모든 면에서 수량화의 구체적 방법만큼이나 과학적인 것이다.

만약 어떤 증상을 학습을 통해 제거할 수 있다면, 그 증상은 두뇌에서 발생하는 것이 틀림없다.

현대 의학은 정서를 포함한 모든 두뇌작용을 화학적으로 설명하고 있으므로, TMS의 경우 학습을 통해 두뇌의 화학적 상태를 바꾸어놓은 것임에 틀림없다.

의학 논문 중에 이런 관찰사항을 적어놓은 것도 있다. 그리고 그 논문은 '강성 과학' 방법으로 확인까지 되었다. UCLA 의과대학의 제프리 쉬워츠와 그 동료들이 내놓은 연구 논문에 의하면, 강박충동 장애를 가진 환자들은 인지—행동 정신요법을 할 경우 훨씬 상태가 나아졌다. PET(Positron Emission Tomography : 양전자방출 단층 촬영법) 스캔에 의해, 환자들의 두뇌 신진대사 활동이 정상 쪽으로 돌아섰다는 것이 확인되었다.

심리학적 질환의 치료에 약물을 사용하는 의학분야인 정신약리학은 정서적 질환과 관련된 두뇌의 화학상태를 바꿈으로써 그 질환을 고칠 수 있다고 하는데, 이것은 매우 비과학적인 사고방식이고, 폐렴의 원인이 열(熱)이라고 말하는 것처럼 진실이 아니다. 임상 사례의 화학 상태를 발견하는 것이 곧 그 원인을 밝힌 것은 되지 못한다. 그것은 원인이 아니라 결과만 보고서 하는 얘기다. 만약 그게 사실이라면, 항우울제를 가지고 우울증을 치료하는 것은 일부 환자들에게는 좋은 치료방법이 되지 못한다. 그것은 원인은 밝혀내지 못한 채 약물에 의해 증상을 일시적으로 제거한 것에 불과하기 때문이다.

TMS 환자들을 치료해 본 결과, 정서에 의해 유도된 상태가 약물이나 플라시보 *placebo* 효과로 일시 호전되었다고 해도, 그후 다음 두 가지 사항 중 하나가 반드시 벌어진다는 것을 알게 되었다.

약물 투여를 그만두면 증상이 재발하거나, 더 심각한 것은 그 증상을 대신하는 더욱 나쁜 증상이 발생한다는 것이다. 내가 제 1장에서 소개한 환자는 약물로 우울증은 다스렸으나, 그러자마자 엄청난 등통이 재발했다. 전에 이미 치료한 등통이 말이다.

'심인성 증상은 어떤 목적에 봉사하기 위해 존재한다. 증상의 원인은 그대로 놔둔 채 약물에 의해서 그 목적을 좌절시킨다면, 영리한 인간의 두뇌는 대체 증상이나 질환을 찾아내는 것이다.'

정서 때문에 일어난 신체 질환 분류

심신성 *mindbody*과 심인성 *psychosomatic*은 동의어다. 나는 전에 펴낸 책에서는 심인성이라는 단어를 사용하지 않았다. 심인성이라고 하면 사람들이 '꾀병'이라고 생각하고, 꾀병을 부리는 사람은 심약하거나 적응불안인 사람으로 여겼기 때문이다. 나는 이것을 하나의 아이러니라고 생각한다. 왜냐하면 심인성 병은 서구사회에서 보편적이기 때문이다. 우리는 모두 그런 병을 갖고 있다. 따라서 심인성 질환은 매우 정상적인 것이다. 우선 다음 사실을 생각해 보라.

1. 심인성 증상에는 두통·위통·알레르기·피부질환 등 매우 흔한 신체적 증상이 포함된다.
2. 우리는 살아가는 과정에서 이런 증상 한두 가지는 경험하게 된다.
3. 그것은 꾀병·엄살·건강 염려증이 아니다.
4. 그것은 지금 서구사회를 괴롭히는 각종 통증 유행병을 일으키는 요인이다. 그런 통증으로는 등·목·어깨·팔다리 통증 혹은 이 책의 제 2부에서 다루어질 많은 질환이 있다.
5. 이 증세는 공중보건의 문제가 되었다. 왜냐하면 의학계에서는 이 증세의

정서적 원인을 무시했기 때문이다. 그래서 이 증세에 적절히 대처하지 못하고 있다.

정서적으로 일어나는 신체 질환을 모두 아우르는 낱말이 바로 '심인성 *psychogenic*' 이다. 심인성 질환은 그 원인이 '정신에서 비롯된' 것이다. 다음은 심인성 과정의 분류다. 이 분류에 따라 하나씩 설명해 나가기로 하겠다.

1. 심인성 국지(전환·히스테리) 질환
2. 증상의 심인성 강화
3. 증상의 심인성 약화 혹은 해소
4. 정신적(망상적) 증상
5. 심인성 질환

심인성 국지(전환·히스테리) 질환

캐나다 신경학자인 앨런 월터스는 '히스테리 통증' 이라는 단어 대신에 '심인성 국지 통증' 이라는 단어를 사용하자고 제안했다. 히스테리 통증이라는 말은 원래 프로이트와 그 동료들이 사용한 것이었다. 그 통증의 원인이 정서적인 것은 분명했지만, 많은 환자들이 모두 히스테리는 아니었던 것이다. '전환' 이라는 용어는 프로이트 당시에도 사용되었다. 이것은 정서적 상태가 신체적 상태로 전환되었다는 뜻이다. 이런 카테고리에서, 정서적 상태는 운동계통과 감각계통에 증상을 일으킨다.
또 신체의 생리적 변화를 동반하지 않고서도 특수감각 기관에 증상을 일으킨다. 이것은 <표 1>과 같다.

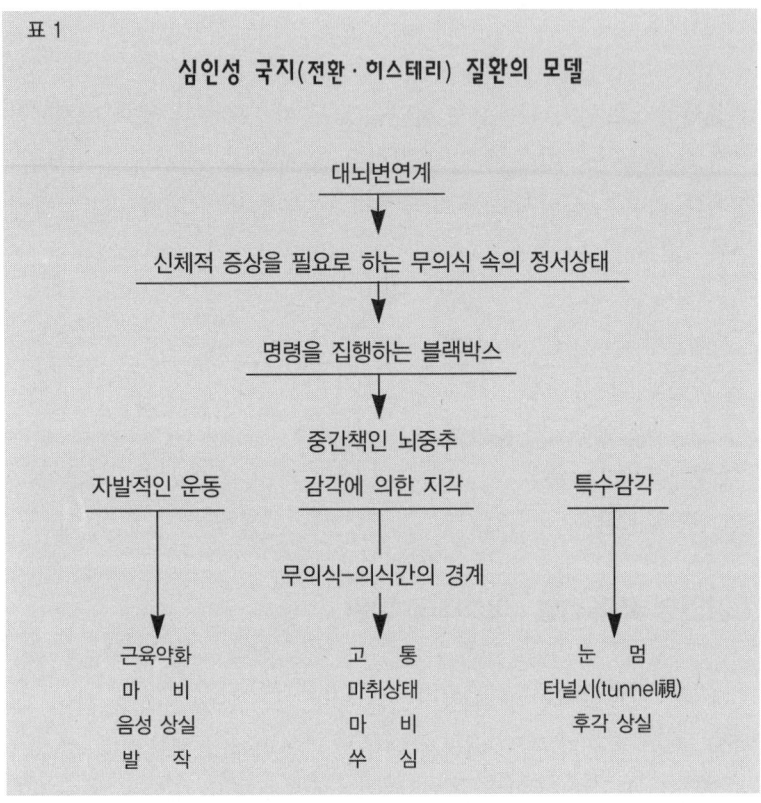

이 도표에서 보듯이, 대뇌변연계는 정서를 일으키는 뇌의 부분을 말한다. 변연계의 뇌세포는 이 도표에서 가장 중요하다. 이 두뇌 구조로부터 제 *1*장에서 설명한, 신체증상을 일으키는 무의식적 정서상태가 나온다. '블랙박스'는 아직 확인되지 않는 두뇌의 부분이다. 이 블랙박스가 뇌중추를 자극하여 운동계통·감각계통이나 청각이나 시각과 같은 특수감각에 다양한 이상반응을 일으킨다.

이 증상은 두뇌활동만의 결과다. 신체의 다른 부분에서 이런 증상을 일으키지는 못한다. 이런 증상들은 프로이트 시대에는 매우 많았으나 요즘 들어서는 많이 줄어들었다. 아마도 더 이상 생활 방식에 어울리지 않기 때문일 것이다.

토론토 대학의 교수이며 의학사가인 에드워드 쇼터는 그의 저서 〈마비에서 피로까지 *From Paralysis to Fatigue*〉에서 이렇게 밝혔다. 심인성 증상은 의사들이 '신체적' 증상이라고 단정한, 그 당시 유행하는 증상을 따라간다.

증상의 심인성 강화

공포나 불안은 증상을 더욱 악화한다. 이것은 일반 의학계에서도 받아들이는 심인성 과정이다. 이것은 통상 '심리적 압박'이라고 불린다.

불행하게도 이 개념은 만성통증이라고 알려진 질환에도 붙여진다. 하지만 나는 이 개념에 강하게 반대하고 있다. 이것은 이 책의 제2부에서 다루어진다.

증상의 심인성 약화 혹은 해소

이것은 통증과 같은 증상이 약화되거나 해소되는 것을 말한다. 이것은 민간사회에서는 거의 발견할 수가 없다. 통증이나 기타 증상은 다양한 정도의 정서적 질환을 동반하기 때문이다.

그러나 과거에 통증을 연구했던 헨리 비처는 제2차 세계대전 중에 특이한 사례를 발견했다. 매우 심하게 부상을 당한 환자들의 경우였는데, 그들은 통증을 억제하기 위해 모르핀을 사용할 필요가 없었다. 그들은 심하게 부상을 당하기는 했지만, 살아 있다는 사실이 너무나 기뻤던 것이다. 이제 다시 전선에 나가지 않아도 되고, 또 보살핌을 받을 것이라는 생각에 전혀 통증을 느끼지 못했다. 이것은 마음의 힘을 보여주는 또 다른 사례다.

만약 민간인 사회에서 이런 고통을 당했더라면 엄청난 불안증세가 동반되어 다량의 모르핀을 투여해야 되었을 것이다.

정신적(망상적) 증상
심인성 국지 증상과 마찬가지로, 이것은 심각한 정신병의 결과로 뇌에 이상이 온 경우다. 나는 이런 환자들에 대해서는 경험이 없다. 하지만 이 질병이 정신에서 기인하는 것임에는 틀림없다.

심인성 질환
심인성 질환은 2부에서 자세히 다루어질 것인데, 개략적으로 말하면 다음과 같은 것이 있다.

긴장성 근육통 증후군(TMS)
대부분의 허리와 다리의 통증
대부분의 목·어깨·팔의 통증
뇌신경의 통증과 약화(제 5, 7 뇌신경)
섬유근육통
긴장성 근육통
근막통증 증후군
측두아래턱관절 증상
대부분의 건염 증후군
손목굴 증후군
반복성 스트레스 손상
반사성 교감신경 기능장애
소아마비 후유 증후군
대부분의 만성통증

대부분의 만성 피로 증후군
대부분의 엡스타인-바 *Epstein-Barr* 증후군

TMS 유사 증상
소화기 질환
순환기계통 질환
피부질환
면역계 질환
비뇨생식기 질환
심장 메커니즘의 가벼운 질환
기타 사소한 질환

정서가 일정 역할을 하는 질환
자가면역 질환
암
심장혈관 질환

심인성 질환의 신경생리학

 기본적인 전제는 다음과 같다. 정서적 상태는 신체의 특정 조직에 생리적 변화를 동반하지 않고서(혹은 동반하고서) 신체적 증상을 일으킬 수 있다.
 많은 정신의학자들을 포함하여 대부분의 현대 의학자들은 이런 현상을 믿지 않는다. 사실 현대 의학은 심신 관계를 부정하기 위해 필사적인 노력을 하고 있다. 그 좋은 사례가 소화성 궤양 환자들이 위 내에 나선형날문세균 *Helicobacter pylori*을 갖고 있다고 주장하는 최근의 발

견 사례다. 의사들은 스트레스가 아니라, 이 박테리아가 궤양의 원인이라고 결론지었다.

그러나 박테리아의 존재는 정서적 요인이 궤양의 배경이라는 사실을 바꾸지 못한다. 나는 그 정서적 요인이 정확하게 밝혀지자, 근골격통이 궤양 증세 혹은 그 반대(궤양 증세에서 근골격통으로)로 바뀌는 환자들을 많이 보았다.

정서는 어떻게 신체적 증상을 유도하나?

현대 의학은 두뇌가 작동하는 신비를 아직 풀어헤치지 못했기 때문에, 우리는 이 문제에 대한 답변을 가지고 있지 못하다. 우리는 이와 유사한 또 다른 질문도 던질 수 있다.

두뇌는 어떻게 생각을 하나?

두뇌는 어떻게 언어를 만들어 내고 또 이해하나?

두뇌는 어떻게 창조하나?

바꾸어 말하면, 우리는 두뇌의 아주 근본적인 기능은 아직 이해하지 못하고 있다. 그러므로 현대 의학은 두뇌가 말 · 인지 · 창조 등의 기능 이외에 신체적 증상도 일으킨다는 주장을 물리치지 못하는 것이다.

심인성 국지(전환, 히스테리) 질환의 신경생리학

심인성 신체 질환의 연구에서, 환자들은 하나의 실험실이다. 표 1(76쪽)은 그 과정이 무의식적 정서 상태에 의해서 촉발되는 것을 보여준다. 이어 '블랙박스'가 자율 운동 · 외부 감각 · 특수감각(보기 · 듣기 · 냄새맡기 · 맛보기) 등을 장악하는 두뇌의 부분을 자극한다. 가장 중요한 사항은 심인성 증상이 신체기관의 손상에서 오는 것이 아니라는 사실이다. 해당 뇌세포가 '자극을 받았기' 때문에 허약 · 통증 · 마비 · 실명 같은 증상이 일어나는 것이며, 이것을 전환 반응이라고 한다. 일단의 뇌세포는 다른 뇌세포의 활동에 의해 자극을 받는다. 이 경우, 자극을 주는 뇌세포가 강력한 무의식적 정서와 관련이 있는 세포이다.

전환 증세를 가장 처음 설명한 사람은 프로이트였다. 그렇지만 그는 그런 증세를 일으키는 두뇌 과정에 대해서는 깊이 생각하지 않았다. 정서적 현상이 신체증상을 일으킨다는 그의 주장은 현대의 가장 중요한 과학적 발견 중의 하나다.

'심인성 국지 증상은 신체에 아무런 생리적 변화를 일으키지 않는다. 그 모든 과정은 대뇌에서 일어나는 것이다.'

심인성 질환의 신경생리학

표 2(82쪽)는 심인성 질환의 예비 과정이 심인성 국지 질환과 동일하다는 것을 보여준다.

일부 연구자들은 특정 심리적 상태가 특정 신체 증상을 일으킨다고 주장했으나, 나의 경험은 그와 다르다. 나의 환자들은 전환 질환이나 심인성 질환의 배경이 되는 심리는 똑같다는 것을 보여주었다.

전환 질환만으로 설득력 있는 질병이라는 인정을 받지 못하면 인간의 영리한 두뇌는 생리적 변화가 동반되는 TMS 과정을 발진하는 것처럼 보인다. 이것은 증상의 생산에 자가면역 체계를 동원함으로써 가능해진다. 시상하부라고 알려진 뇌 부분은 이 과정의 중간역이다. 그 최종 결과는 내가 위에서 열거한 TMS와 그 유사 증상이다.

면역계 기능장애에서 오는 증상들은 꽃가루나 박테리아 같은 외부 침입자에게 너무 지나치게 반응하거나, 아니면 제대로 반응하지 못해서 발생한 것이다. 지나친 반응은 알레르기를 가져오고, 제대로 반응하지 못하면 잦은 감기 · 요도 감염 같은 질병에 걸리게 된다.

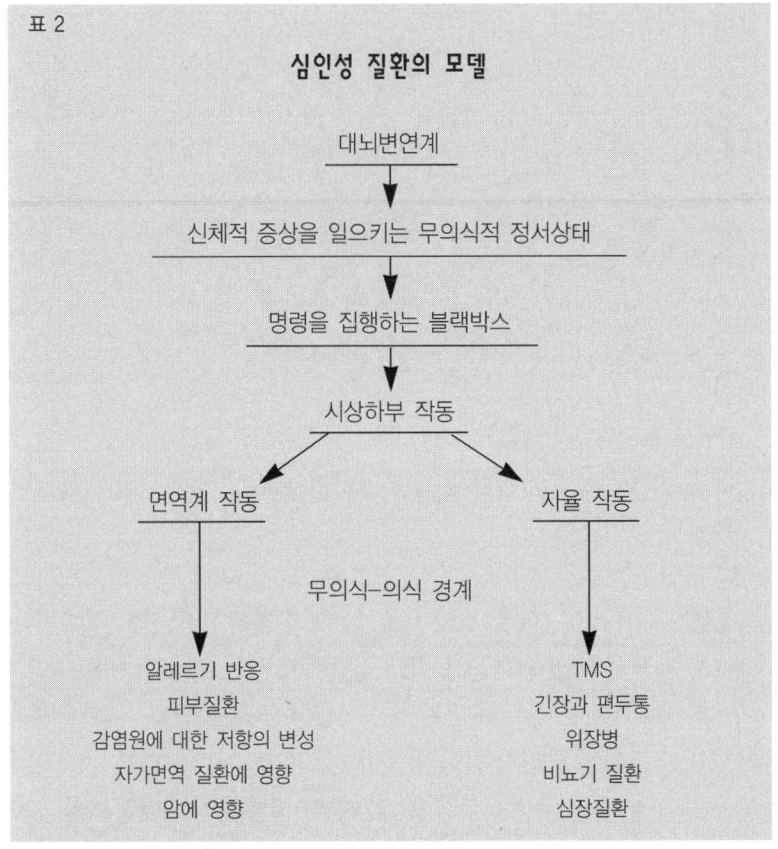

신체화의 신화

<정신 질환의 진단 및 통계 교범 4판 *Diagnostic and Statistical Manual of Mental Disorders*: DSM 4판>은 심인성 *psychosomatic*이라는 단어를 사용하지 않는다. 정신적 기원의 신체적 증상 부분에도 이 단어는 보이지 않는다. 그 이유는 대부분의 정신과 의사들이 정서는 생리적 과정을 자극하지 못한다고 보기 때문이다. 그래서 그들은 신체화

somatization 혹은 신체화된 질환 *somatoform disorder*이라고 부른다.

이처럼 의학 원칙은 과학적 증거에 의해서 확립되는 것이 아니라 다수결에 의해 결정된다. 대부분의 정신과 의사들은 무의식적 현상이 신체적 증상을 일으킨다는 사실을 거부한다. 그래서 DSM 4판은 '신체화를 병리적 발견에 의해서 뒷받침되지 않는 신체 질환 혹은 증상을 경험하는 경향' 이라고 정의한다.

나의 환자들에게 그들의 통증에 실제적 근거가 없다고 말해 주면, 그들은 화를 낼 것이다. 그들은 근육의 병리생리학적 변화가 와서 그런 신체적 고통을 당하고 있는 것이다. 근육·신경·힘줄 등에 이상이 분명 온 것이다. 하지만 그들은 그 통증이 심리적으로 유도된 것임을 안다. 그들이 그 정서적 이유를 대면하는 순간, 통증이 사라졌기 때문이다.

무의식 속의 정서적 현상을 무시하는 것은 요사이 성행중인 프로이트 배척 현상과도 관련이 있다. 현대 정신의학(대부분의 정신의학자를 빼놓고)은 환자의 무의식을 탐험하는 '혼란스러운' 일보다는 약물처방과 행동주의적 기술을 더 선호한다. 이것은 정말 불행한 일이 아닐 수 없다. 왜냐하면 바로 무의식에서 신체적 질환이 시작되기 때문이다. 약물처방과 행동심리학은 냄새나는 항아리에 뚜껑을 덮어놓은 것과 다름없다. 그 속에 든 고약한 냄새에 대해서는 아무런 조치도 취하지 못하는 것이다.

TMS의 병리생리학

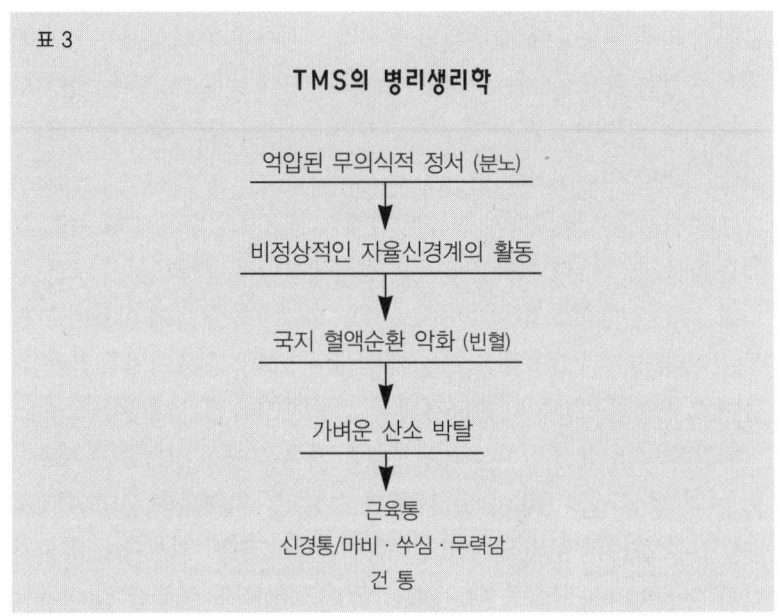

표 3

   제 1장에서 나는 심인성 질환의 목적이 정서적 현상에 대한 주의력을 다른 데로 돌려 신체증상에 집중시키려는 것이라고 말했다. 이 책에서 다루어진 모든 심인성 질환은 그런 목적에 봉사한다.
   그러나 TMS가 다양하게 나타나는 것은 매우 흔한 일이다.
   두뇌는 어떻게 TMS를 유도하는가?
   실험실 증거와 임상 증거를 종합해 보면, 두뇌는 중추신경계의 하부조직인 자율신경계를 통해 작용하기로 결정한다. 이 신경계는 혈액순환 등 신체의 비수의적인 기능을 관장한다. 목표 조직에 가벼운 혈액순환 장애를 일으킴으로써, 그 조직의 산소 양을 부족하게 만든다. 만약 목표지점이 근육이나 힘줄이라면 근육통으로 나타나고, 신경이라면 통증 · 마비 · 쑤심 · 무력감 등으로 나타나는 것이다.

가벼운 산소 박탈이 통증의 원인이라는 이론은 환자들을 관찰함으로써 형성되었다. 환자들에게 초음파 · 마사지 · 활발한 운동 등을 시켰더니 일시적으로 통증이 완화되었던 것이다. 이런 조치는 혈액 공급을 늘리는 것이기 때문에, 산소 박탈이 통증의 원인임을 알 수 있었다.

이 가설에 대해서는 실험실 검증도 있었다. 20여 년 전에 조사 연구자들은 등통이 있는 사람들의 근육 세포에서 가벼운 산소 박탈 증거를 찾아냈다. 약 10년 전에 일단의 스웨덴 연구자들은 섬유근육통(TMS의 한 형태)이 있는 사람들의 근육에 산소가 적다는 사실을 발견했다. 두 번째 논문에서 그들은 근육통 환자의 고통받은 근육으로 가는 교감신경(자율신경의 한 부분)을 봉쇄하니까 통증이 사라졌다는 보고를 내놓았다. 교감신경의 차단은 해당 근육의 혈액 공급을 정상으로 돌아오게 했던 것이다.

이 스웨덴 연구팀은 최근의 연구에서 어깨 위쪽의 아픈 근육(등세모근)은 움직일 때 산소 양이 정상 근육보다 적다는 것을 발견했다. 환자들의 이러한 임상 상태는 그들이 TMS를 가지고 있음을 보여준다.

자율신경계를 매개로 하여 많은 TMS 유사 증상이 발생하니까, TMS 또한 자율신경을 매개로 한다고 결론 내리는 것이 타당하다. 이러한 결론에 무게를 더해주는 사실이 하나 있다. 고혈압도 자율신경 활동에서 온다는 것이다. 그리고 대부분의 고혈압이 억압된 정서의 결과라는 증거가 많이 확보되어 있다.

만약 추후의 연구에서 더 많은 자율신경계 매개의 통증 병리학이 발견된다고 하더라도 나는 그리 놀라지 않을 것이다. 중요한 것은 두뇌가 증상을 일으키는 방법이 아니다. 정말 중요한 것은 두뇌가 이런 증상을 유도한다는 사실이다. 나는 산소 박탈 개념에 집중했는데, 그것이 가장 타당한 논리적 결론이기 때문이고, 또 실험실 증거도 있기 때문이다.
 가벼운 산소 박탈이 근육·신경·힘줄 등에서 일어날 수 있으므로, 많은 증상들이 이 진단에 포섭되는 것이다.

심인성 질환의 보편성
 가장 잔인한 아이러니는, 아주 흔한 질환의 근본적 원인이 두뇌(마음)라는 사실을 정통 의학에서 거부한다는 것이다. 우리를 괴롭히는 대부분의 질병은 그 본성이 심인성인 것이다. 여기 환자가 의사를 찾아간 건수에 대한 *1992*년 미국 국립 보건원의 자료가 있다.

 목 아픔   *1*천 *7*백만
 등 통   *1*천 *4*백만
 위 통   *1*천 *2*백만
 두 통   *1*천만

 내 경험으로 볼 때, 등통·위통·두통 등은 거의 언제나 심인성 증상이다. 또한 상기도(上氣道) 감염(감기)도 정서적 요인에 의해 결정적으로 영향받는다. 정서가 감염을 물리치는 면역계의 효율성을 높이기도 하고 낮추기도 하기 때문이다.
 정서에 의해서 유도된 신체 과정이 지극히 정상이라는 사실을 사람들이 인식하는 것이 무엇보다 중요하다. 그 이유는 분명하다. 우리는 누구나 일상생활에서 스트레스를 받는다. 특히 양심적이거나 선량한 생활을 유지하려고 하면 할수록 더욱 스트레스가 커진다. '정상적인' 사람들은 끊임없이 스트레스를 받고, 그리하여 무의식적인 분노를 발생시킨다.
 이런 흔한 병들을 단 한 번도 경험하지 않았다면, 그 사람은 심인성 증상이 전혀 없는 희귀종이라 할 것이다.

캔디스 퍼트와 동료들의 작업

캔디스 퍼트의 엄청난 공로를 언급하지 않는다면, 심인성 현상의 이론적·실제적 양상에 대한 토론은 불완전한 게 될 것이다. 사실 마음과 몸이라는 두 단어를 합쳐서 '마음몸 *mindbody*' 이라는 단어를 쓰라고 권유한 것도 그녀였다. 내가 볼 때, 그녀와 동료들은 이 분야에서 가장 멋진 작업을 해놓았다. 그녀가 '강성 과학' 의 실천자인 실험실 과학자라는 점을 감안하면 그 작업은 특히 중요하다.

내가 알기로, 정서의 생화학을 언급한 것은 그녀의 연구 집단이 처음이다.

뉴로펩티드(신경 전달 물질)라는 화학물질과 특정 수용체는 열쇠와 자물쇠의 관계다. 가령 모르핀은 고통을 줄여주는 체내의 수용체와 잘 결합하기 때문에 진통 효과가 있다. 분노·기쁨·배고픔·고통·쾌락·슬픔 등 모든 정서에 해당되는 수용체가 있다. 또 식욕·성적 행태·수분 평형 *water balance* 등의 신체 반응과 관련되는 수용체도 있다.

두뇌의 변연계(표 1과 2를 참조할 것)는 정서가 자리잡고 있는 본거지다. 변연계 속의 두 구조인 소뇌편도와 시상하부에는 뉴로펩티드 수용체가 풍부하다.

캔디스 퍼트 박사는 이렇게 말한다.

"두뇌의 정서 규제 부분에 퍼져 있는 뉴로펩티드 분포도와 또 전 조직을 통해 의사소통을 매개하는 뉴로펩티드의 역할을 감안할 때, 뉴로펩티드가 정서를 매개하는 생화학 물질임에 틀림없다."

뉴로펩티드는 지라·척수 등 인체의 여러 부위에서 발견되었다. 신체 면역계의 세포인 단핵(單核)은 뉴로펩티드 수용체를 가진 채 몸 속을 고루 돌아다닌다.

뉴로펩티드와 수용체의 연구는, 모든 종류의 정보(정서를 포함)가 인체를 돌아다니면서 해당기관과 체계에 영향을 미치는 네트워크를 보여준다. 이제 두뇌와 신체의 구분은 사라지고 있다. 오로지 두뇌에서만 발생한 것으로 여겨지던 기능이 이제 다른 데서도 발견되고, 그 반대도 역시 그러한 것이다.

이자에서만 생산되는 것으로 알려졌던 인슐린은 이제 두뇌에서도 만들어져 저장되는 것으로 알려져 있다. 그리고 대뇌 변연계에도 인슐린 수용체가 집중되어 있다. 이것은 매우 놀라운 연구이고, 또한 이런 연구는 계속될 것으로 믿는다. 그러나 우리는 여전히 많은 질문을 제기하는 신비한 영역, '블랙박스'의 문제를 가지고 있다.

두뇌는 어떻게 그 기능을 수행하는가?

인간의 의사소통을 하게 해주는 과정은 어떤 것인가?

우리는 어떻게 생각하는가?

정서는 어떻게 정교화하는가?

두뇌는 어떻게 심인성 반응을 결정하고 또 그 부위를 선정하는가?

이러한 질문은 실험 과학에 의해서는 해결되지 못할 것이다. 이런 질문은 새로운 인식론을 요구한다. 이런 문제들을 접근하는 전혀 다른 사고방식을 필요로 한다. 한편 우리는 현재 가지고 있는 것으로 최선을 다해야 한다. 이런 물음에 대해서 답변을 하지는 못하지만, 깊이 관찰을 하고, 검증을 하고 또 그 결과를 활용해야 하는 것이다. 벤저민 프랭클린은 이렇게 말했다.

"자연이 그 법칙을 실행하는 방식을 아는 것은 그다지 중요하지 않다. 그 법칙 자체만 알면 충분한 것이다."

캔디스 퍼트 박사의 연구 업적을 유념하면서 표 *1*과 *2*를 다시 한 번 살펴봐라. 그러면 정서가 자율신경 계통 혹은 면역 기능의 변화 등을 통해 신체 질환을 얼마든지 일으킬 수 있다는 사실을 알게 된다. 이것은 가상이 아니다. 실제 상황이다. 단지 '블랙박스'의 수준에 대해서만 설명하지 못하는 것이다.

자, 그러면 이제 흔하게 발견되는 심인성 질환을 좀더 자세히 살펴보기로 하자.

2부 신체적으로 나타난 심인성 질환

3

긴장성(신경성) 근육통 증후군 *Tension Myositis Syndrome*
: 허리와 다리에 나타나는 증상

  TMS 통증은 세 종류의 신체 조직을 통해 나타난다. 바로 근육·신경·힘줄이다. 근육에 나타나는 경우 목·어깨 그리고 등 전체와 같은 자세근육이 목표가 된다. 다른 부위보다 어느 한 부위에 증상이 더 자주 나타나기도 한다.

  신경은 통증이 나타나는 근육 주위의 신경과 관련된다. 한 예로, 허리와 궁둥이가 통증의 표적일 때는 허리신경과 궁둥신경이 관련되어 있다. 하지만 TMS 통증은 예측하기가 쉽지 않다. 단지 근육에만 증상이 나타나는가 하면, 신경만 관련될 때도 있다.

  뿐만 아니라 신체의 어느 부위에 있는 힘줄이라도 통증의 목표가 될 수 있다. 그 중에서 다른 힘줄보다 어느 특정한 힘줄에 증상이 더 자주 나타나기도 한다. 반복성 스트레스 손상의 출현으로 인해, 우리는 더 많은 힘줄에 대한 문제점에 직면하게 된다.

허리와 다리의 통증

통계적으로 볼 때, TMS는 허리에 더 일반적으로 나타난다. 다리 한쪽이나 양쪽 모두에 통증이 일어나기도 한다. 통증은 뚜렷한 원인 없이 어떤 행동을 할 때 갑자기 나타나기도 하고, 점차적으로 나타나기도 한다. 환자들은 통증이 시작되는 순간 가끔 '퍽', '툭' 하는 소리를 들었다고 호소하지만, 의사들은 원인이 될 만한 신체 구조적인 이상을 발견하지 못했다.

통증은 전에 통증을 느꼈던 허리 부위에서 시작된다. 전에 같은 행동을 여러 번 반복했을 때 아무 이상이 없었더라도 찌르는 듯한 통증의 원인은 바로 그 행동 때문이며, 언젠가 자신도 모르는 사이에 다친 적이 있다고 생각하기 쉽다. 통증은 허리의 한 쪽이나 양쪽 근육, 또는 더 아래인 궁둥이 위쪽이나 엉덩이 부위까지 번질 수도 있다. 또한 허리 근육이 관련되어 있으면 몸통을 한 쪽으로 기울게 할 수도 있다.

허리 통증은 몹시 고통스러워서, 근육이 심한 경련을 일으키거나 결코 풀리지 않을 것처럼 바짝 수축되는 느낌을 준다. 많은 사람들이 대체로 종아리에서 일어나는 아랫다리 경련까지도 경험한다. 아랫다리 경련은 해당 근육을 풀어줌으로써 멈추게 할 수 있다. 그러나 안타깝게도 TMS는 근육을 풀어주는 것만으로는 가라앉지 않는다. 발작으로 고통받는 사람들이 통증의 반복을 두려워하는 것도 바로 그 때문이다. 발작은 몇 시간씩 계속되며, 며칠에 한 번씩 재발되고, 강력한 진통제를 복용해야만 가라앉는다. 등과 엉덩이의 통증은 근육에 이상이 생겼다는 신호다. 발작이 멎으면, 다음에는 무지근하게 쑤시거나 죄어드는 통증을 느낀다. 경직된 상태로 계속해서 몇 주나 몇 달이 가는 것도 이 증후군의 한 증상이다.

요추주위근과 궁둥근육은 허리 통증이나 궁둥근육 통증과 관련되어 있다. 드물기는 하지만 골반의 바닥을 형성하는 근육, 즉 회음부(생식기와 항문 가운데 부분)도 TMS가 나타나는 부위다. 이 부위의 통증은 환자들을 놀라게 하고 의사들을 당황하게 한다. 그러나 이 또한 TMS가 나타나는 특징으로서 원인을 알 수 없기는 마찬가지다.

주로 한쪽 다리에 주로 나타나지만 양쪽에 나타나기도 하는 다리 통증은 궁둥이에서 시작해 허벅지 옆쪽을 타고 발까지 번지거나, 넓적다리 옆쪽으로 내려가 아랫다리 쪽으로 번져 발끝까지 가기도 한다. 어떤 경우에는 통증이 성기와 허벅지 윗부분 그리고 아주 드물게는 음낭이나 외음부까지 번지기도 한다. 통증이 엄습하는 형태는 여러 가지다. 때로는 넓적다리나 아랫다리 전체를 건너뛰어 발바닥이나 발등에 통증이 나타나기도 한다.

이처럼 통증 부위를 예측할 수 없는 것이 TMS의 특성이다. 이런 증상은 체계적인 진단법으로는 설명할 수 없고, TMS라는 말로밖에 설명이 되지 않는다.

이 증상은 다리의 통증과 더불어 마비와 쑤심을 동반하기 때문에 환자들은 두려움을 갖게 된다. 게다가 다리의 여러 부위가 약해지는 느낌을 받아 당황할 수도 있다. 때에 따라서는 근육에 힘이 빠지는 증상을 실제로 경험하기도 한다. 무릎을 굽혔다 펴기가 힘들다거나, 발끝을 들어올리기가 어렵다거나(하수족 현상 *foot drop*), 한 쪽 발끝으로 서 있지 못하는 증상도 동반한다. 이런 증상들은 TMS에서 흔히 나타나는데, 마찬가지로 원인을 규명할 수 없다.

다리 통증은 찌르는 듯하거나, 쿡쿡 쑤시거나, 화끈거리거나, 무지근하거나 하며, 때에 따라서는 매우 심할 수도 있다. 어떤 환자들은 심한 압통을 느끼거나 뻣뻣해지는 느낌을 받는다.

허리나 궁둥이 통증이 관련 근육에 의한 통증인 반면, 다리 통증은 하나 혹은 여러 개의 신경이 병리적 현상을 보인 결과이다.

신체 조직이 정상적인 상태에서 벗어나는 것을 병리적이라고 부른다. 증상이 약하건 심하건, 즉 양성이건 악성이건 마찬가지다. TMS 경우에는 비록 통증이 심하긴 하지만 언제나 양성으로 나타난다. 때에 따라서는 광범위하고, 다양하고, 심각한 것이 TMS 통증이다. 이것을 디스크 탈출증 등의 구조적 이상으로 보는 것은 불가능하다. 그런데도 그런 진단을 많이 내리고 있는 것이다.

허리와 다리 통증에 관계되는 신경군

신경을 특별한 종류의 전자 네트워크 시스템으로 생각해 보자. 뇌에서 퍼져 나온 전선(신경섬유)들이 척수를 타고 내려와, 근육으로 통하는 다른 전선들과 연결되어 실행해야 할 메시지를 전달한다. 이 전선들은 운동신경섬유라고 불린다. 그런데 신경조직의 특징은 반대 방향으로 메시지를 전달하는 신경섬유가 있어서, 근육·관절·힘줄로부터 통증과 체온·신체 각 부위의 위치와 다른 여러 감각 등, 감각 메시지를 뇌로 전달해 현재의 상태를 파악하고 취해야 할 조치를 지시하도록 한다는 점이다. 이 신경섬유들은 감각신경섬유라고 부른다. 척수신경은 목에서 엉치뼈(꼬리뼈의 끝 부분)에 이르는 척수에서 뻗어 나와, 감각신경섬유와 운동신경섬유가 함께 어우러져 뇌와 메시지를 주고받는다.

척추디스크(추간판) *intervertebral disc* 와 그에 인접한 척수신경간의 해부학적 관계를 아는 것은 중요한 일이다. 디스크는 척추뼈들 사이에 끼어서 충격을 흡수하고, 몸을 쉽게 비틀게 하는 역할을 한다. 그러므로 위와 아래에 있는 두 개의 척추뼈를 가지고 디스크에 이름을 붙인다. 예를 들면, 제 4 – 5허리디스크(L4 – L5 디스크) 하는 식이다(참고로 척추뼈는 목뼈(경추) 7개, 등뼈(흉추) 12개, 허리뼈 (요추) 5개가 있다).

어느 척추 부위에 있든지 척수신경은 각 척수에서 양쪽으로 하나씩 뻗어 나와, 척추디스크를 지나게 되어 있다. 제 5허리신경은 제 4-5허리디스크를 지난다. 제 1엉치신경은 마지막 척추뼈인 제 5허리뼈와 제 1엉치뼈(S1) 사이에 있는 디스크, 즉 L5 - S1 디스크를 지난다.

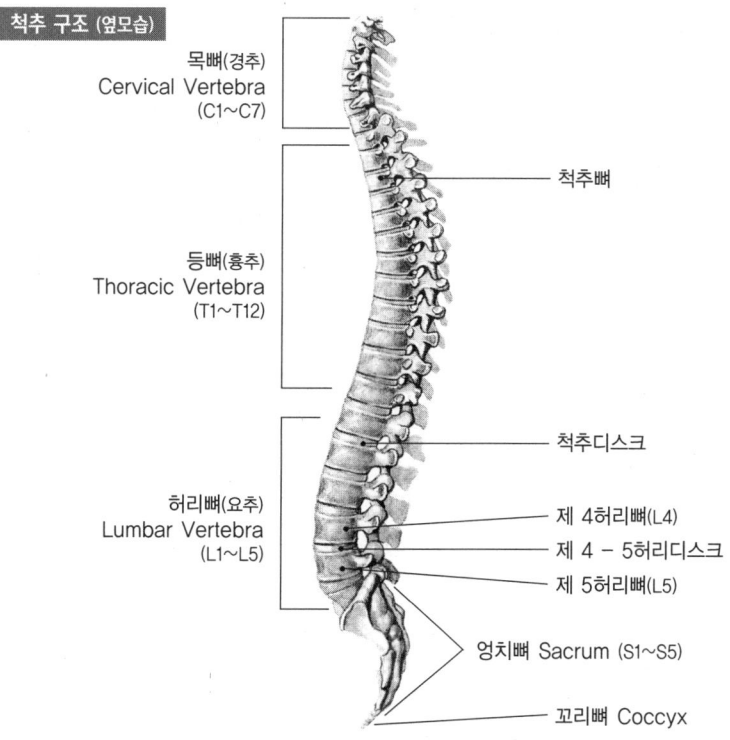

이렇게 신경과 디스크가 서로 근접해 있는 것이 문제를 일으키는 주요인이다. 만일 환자가 L4 - L5 디스크 탈출증 증세를 보여 다리 통증이 나타났다면, 그 통증은 틀림없이 디스크 탈출이 원인이라는 진단이 내려진다. 내 경험으로는 그럴 가능성은 희박하지만 대부분의 등 질환 전문의들은 그런 진단을 내린다.

긴장성 근육통 증후군

만일 허리 근육이 TMS 증상을 나타내는 부위라면, 그에 관련된 신경은 허리신경이다. 한 예로 성기를 관장하는 제 1허리신경이 TMS 증상을 보인다고 해보자. 그 증상은 산소 부족을 의심해 볼 만하다. 이 같은 TMS 증상에 운동신경은 관련되어 있지 않지만, 감각신경이 성기 주위에서 일어나는 상황을 뇌에 전달하고 있다. 감각신경에 산소가 부족하면 온갖 종류의 통증을 비롯해 여러 증상이 지속된다. 열통이나 압통, 마비나 쑤심 같은 통증들이다. 이런 증상들이 성기나 때로는 음낭이나 외음부에 나타나면, 그 부분을 관장하는 신경조직인 제 1허리신경이 관련되었다는 것을 말해 준다.

제 2허리신경(L2 척수신경), 제 3허리신경(L3 척수신경), 제 4허리신경(L4 척수신경)은 중요한 운동신경섬유를 허벅지 근육(넓적다리)과 연결해주고 있다. 척수신경이 하나 혹은 여러 개가 관련되어 있으면, 무릎의 힘줄 반사 능력(무릎 반사)이 약해지거나 아예 반응을 하지 않을 수도 있다. 더불어 넙다리근육도 약해질 수 있다. L4와 L5는 발과 발가락을 들어올리는 신경과 연결되어 있고, 걷는 동안 넘어지는 걸 방지해 준다. 이런 근육들이 약해지면 발이 늘어지는 하수족 현상을 일으키게 된다. 부분적이거나 전체적인 하수족 현상은 TMS에서 흔히 볼 수 있다.

제 2허리신경부터 제 5허리신경까지는 다리 앞면과 옆면의 감각기능을 관장한다. 넓적다리 앞쪽과 옆쪽의 통증은 전문 용어로 넙다리신경지각이상통이라고 부르지만, 원인은 밝혀지지 않고 있다. 그러나 이 통증도 아주 분명히 TMS 양상을 띠고 있다.

만일 누군가 L5 - S1 디스크 탈출증으로 시달리고 있다면, 심한 통증과 다리 앞쪽에 감각 이상을 동반하게 되는데, 디스크가 제 1엉치신경인 S1 척수신경에 영향을 미쳤을 가능성이 많음에도 의사들은 그것을 통증의 원인이라고 생각하지 않는다. S1 척수신경은 다리 뒤쪽을 담당하는 신경이라고 알고 있기 때문이다. 반대로, 제 5허리신경인 L5 척수신경이 관계된 L4 - L5 디스크에 탈출증이 나타나면 주로 다리 뒤쪽에 통증을 일으키는데, 의사들은 다리 뒤쪽을 담당하는 척수신경은 S1 척수신경과 S2 척수신경이므로 L5가 통증을 일으키는 원인이라고는 생각하지 않는다. 하지만 TMS는 척수신경과 연관되어 있으며, 이런 종류의 통증은 예외 없이 TMS다.

나는 이런 진단의 불일치로 인해 처음에는 디스크 탈출증이 통증의 원인과는 관계없는 게 아닐까 하고 생각했다. 그러나 때로는 탈출증이 나타난 지점과 통증이 발생하는 부위가 일치했다. 이것은 우연의 일치라고 하기엔 석연치 않은 점이 있었다. 그래서 인간의 교활한 두뇌가 탈출증이 일어난 곳을 알아채고, 일부러 그 부위에 증상이 나타나게 하는 것이라고 믿게 되었다.

궁둥신경통(좌골신경통)

TMS 다리 통증에 연루되어 있는 악명 높은 말초신경이 있다. 곧 궁둥신경이다. 궁둥신경통이란 말은 누구나 많이 들어본 말일 것이다. 의사나 환자들이 다리 통증을 설명할 때 주로 많이 사용하는 말이다. 환자들은 주로 탈출된 디스크가 궁둥신경을 건드려 통증을 일으킨다고 기계적으로 알고 있다. 그러나 이런 현상은 해부학적으로 볼 때 불가능하다. 의사들이 설명해 주는 뜻은, 탈출된 디스크가 궁둥신경에 연결되어 있는 척수신경을 압박한다는 말이다. 다섯 종류의 척수신경, 즉 L3 · L4 · L5 · S1 · S2 척수신경이 가지를 뻗어 궁둥신경에 연결하고 있다는 얘기다.

신경 생리학적 이론에 따르면, 신경에 지속적인 압박이 주어지면 잠시 동안은 통증을 느끼지만 신경은 지속적인 압박에 계속해서 반응할 수 없기 때문에 곧 무감각해진다. 내 경험에 비춰볼 때, 등 아래쪽에 퍼져 있는 허리신경과 궁둥신경은 TMS 증상에 자주 영향을 미친다. 그러나 증상이 나타나는 원인은 산소 결핍이지 신경 압박은 아니다. 그렇기 때문에 '궁둥신경통' 일 경우에 다리의 여러 부위에 다양한 형태로 통증이 나타날 뿐만 아니라, 때에 따라서는 한 곳에서 다른 곳으로 통증 부위가 이동하기도 한다.

디스크 탈출증처럼 신체 구조적 이상에서는 그런 현상이 나타날 수가 없다. 많은 궁둥신경통 환자들은, X선이나 어떤 영상 조사에서도 신체 구조적 이상이 뚜렷이 증명되지 않는다.

그렇다면 어떻게 통증의 원인이 디스크나 다른 신체 구조적 이상이 아니라, TMS 때문이라고 단정할 수 있는가? 여러 해에 걸쳐 디스크나 다른 신체 구조적 이상으로 인해 통증이 온다고 믿는 수천 명의 환자들을 만났기 때문이다. 그러나 나는 그들의 병력이나 물리검사를 통해 TMS라는 진단을 내렸다. 그리고 그 진단에 따라 적절한 치료를 한 결과, 증세가 호전되고 때로는 몇 주나 몇 달이 지나면 통증이 씻은 듯이 사라진 경우가 많았다.

파블로프의 조건형성-프로그래밍

TMS 환자들의 진단에 있어서 가장 중요한 점은, 통증이 나타나는 특정한 형태를 파악하는 일이다. 낮이나 밤 중 어느 시간에 통증이 발생하며, 어떤 행동이나 자세가 통증을 일으키며, 그들이 할 수 있는 것과 없는 것은 무엇인지 파악하는 것이다.

이런 증상들은 대개 반사작용을 보이도록 프로그램 되어 있는 경우가 대부분이다. 통증은 연상에 의해 자동적이고 무의식적으로 나타난다. 파블로프의 개가 종소리만 듣고도 먹을 것을 연상하도록 훈련되는 것과 같은 이치다. 개는 종을 울리면 침을 흘리도록 프로그램 되어 있었던 것이다.

　인간도 동물과 같이 프로그램 된다. 이런 현상은 일반적인 경우도 있고 특이한 경우도 있다. 예를 들면, 허리에 통증을 느끼는 환자들의 대부분은 극심한 통증을 감수하지 않고는 단 몇 분도 앉아 있지 못한다. 일부 사람들은 특정한 모양의 의자에는 앉을 수 있지만 다른 의자에 앉는 것은 불가능하다. 대부분의 환자들은 자동차 좌석에 앉지 못하고, 특히 운전석에 앉는 것은 더욱 불가능하다.

　똑같은 부위에 통증을 느끼는 환자들 중에서도, 어떤 환자들은 앉는 데는 불편이 없지만 일어선 후 곧 통증이 시작된다고 말하기도 한다. 이 중 어떤 증상을 보이든 간에 환자의 일상생활에 막대한 지장을 초래한다. 허리 윗부분에 통증을 느끼는 사람들은, 해부학적 구조상 통증 부위가 앉는 부위와 전혀 관계가 없는 데도 같은 종류의 통증을 호소한다.

　여러 해에 걸쳐 전세계 TMS 환자들에게 분명하게 나타나는 현상은 파블로프의 조건반사, 즉 현대 의학 용어로 말하면 프로그램 된 결과라는 것이다. 우리는 이런 행동이나 자세 그리고 통증이 시작되는 시간 등에 매우 빠르게, 그리고 무의식적으로 학습된다. 종소리만 들어도 먹을 것을 연상하는 파블로프의 개처럼, 우리도 통증의 여러 증상에 학습되어 있다.

　일반적으로 나타나는 증상은 다음과 같다.

1. 당신은 아침에 기분 좋게 일어난다. 그러나 시간이 지남에 따라 통증이 심해지며, 저녁때가 되면 거의 움직이지 못한다.
2. 아침에는 통증이 심해 침대에서 내려오기도 힘들 지경이다. 뜨거운 물로 샤워를 하고 나면 좀 나아진다. 아침에 출근할 때쯤 되면 그런 대로 움직일 만하다. 시간이 지날수록 증세가 점점 호전된다.

3. 낮 동안에는 아무 불편 없이 잘 지내지만, 밤이 오는 것이 두렵다. 밤새도록 침대에서 뒤척이지만, 어떤 자세도 편하지가 않다. 밤새 진통제로 견디는 게 보통이다.
4. 밤에는 잘 자지만, 날만 밝으면 극심한 통증이 시작된다.
5. 매일 밤 정확히 새벽 3시면 심한 통증 때문에 눈을 뜬다. 그 시간에 시계를 맞춰도 될 정도다.
6. 당신은 하루종일이라도 트럭에서 짐을 내리거나 올릴 수 있다. 그러나 세면대 앞에서 면도를 하려고 허리를 구부리면 갑자기 심한 통증이 덮쳐 온다.
7. 한 장소에 계속 서 있으면 어김없이 통증이 몰려온다. 가게에서 줄을 선다는 건 괴로운 일이다.
8. 테니스를 하려고 코트에 들어서면 공을 치기도 전에 통증이 시작된다.
9. 파도타기도 거뜬히 즐길 수 있지만, 푹신한 소파에 앉을 때는 통증이 온다.
10. 한 100미터만 걸어도 통증이 시작되지만, 골프를 칠 때는 아무 불편 없이 18홀을 다 돌 수 있다.
11. 말을 타도 아무 통증이 없었는데 계단을 오를 때는 아프다.
12. 두 시간이나 등산을 해도 통증이 없는데 콘크리트 바닥을 걸을 때는 통증이 심하다.

다음은 프로그램의 진행 과정을 잘 설명해 주는 어떤 한 환자의 편지다.

저는 당신의 프로그램에 참여한 지 두 달 만에 통증이 거의 완벽하게 사라졌습니다. 그러나 그보다 더 중요한 사실은 저를 끊임없이 괴롭혀 왔던 두려움이 사라졌다는 것입니다. 제가 '나을 수 있다' 는 확신을 갖게 된 시점은, 침실 한 구석에 처박혀 있던 자전거 운동 기구에 올라앉을 용기가 생겼을 때입니다. 얼마 전까지만 해도 그 위에 앉아 몇 분만 운동을 해도 여러 날, 아니 여러 주 동안 통증에 시달리곤 했습니다.

    정형외과 의사나 지압요법사들이 절대 피하라고 말했던 웅크린 자세로, 아무 통증도 느끼지 않고(등에 별로 무리가 가지 않을 때) 최고 속도를 내서 자전거 운동을 마치자 거기에 대해 그들은 아무 설명도 하지 못했습니다. 하지만 당신이 자전거에 두려움을 느끼는 것은 조건반사라는 설명을 해주셨기 때문에, 저는 예전에 제가 자전거를 타다가 다쳤던 적이 있어서 또 다시 다치지 않을까 하는 두려움을 가지고 있다는 걸 알았습니다.

    그래서 구석에 처박혀 있던 문제의 자전거를 매일 생각하거나 힐끔거리면서 몇 주를 보낸 다음, 드디어 마음의 준비를 끝낼 수 있었습니다. 마침내 자전거에 올라타고 5분 정도만 타고나서도, 저는 악몽이 끝났다는 걸 알 수 있었습니다.

    그 때부터 저는 자전거를 탈 때 아무 일도 없다는 확신을 갖게 되었고, 내게 남은 일은 노력뿐이라는 걸 알게 되었습니다. 물론 그 생각은 맞아 떨어졌습니다. 저는 자전거를 타는 시간을 빠르게 늘려가면서 속도도 높일 수 있었습니다. 저는 이제 새로 발견하게 된 이 해방감에 젖어 당분간은 그 자전거에 푹 빠져 지낼 것 같습니다.

    두려움·잘못된 인식·무기력 등은 위에서 인용한 사례처럼 등에 통증을 일으키는 원인인 경우가 많다. 즉 과거의 여러 사건에 대한 연상작용 때문에 허리 통증이 크게 느껴지도록 프로그램 되어 있는 것이다. 프로그램이 언제 어떻게 이뤄졌는지는 불분명해도, 통증이 시작된 시점과 거의 일치하는 것만은 분명하다. 프로그래밍은 진단에서는 매우 실제적이고 중요한 부분이며, 사람들로 하여금 허리 통증의 원인이 병리학적인 게 아니라 조건반사에 의한 것이라는 확신을 심어주었다.

    다시 말하면, 의자에 앉는 것이 등에 좋지 않기 때문에 의자에 앉으면 등에 통증이 생기는 게 아니라 통증이 생길 거라고 프로그램 되어 있기 때문에 아픔을 느낀다는 것이다. 그러나 다행스럽게도 그런 심리적 프로그램은 바꿀 수 있다.

내 환자들은 치료 프로그램을 시작하고 한두 주만 지나면 대부분 조건반사에서 벗어날 수 있었다. TMS에 관한 이 책을 읽는 독자들도 책에서 배운 대로 실천한다면 조건반사에서 벗어날 수 있다.

허리와 다리 통증 환자들을 위한 물리검사

물리검사는 우선 환자들이 걷거나 서 있는 모습을 관찰하는 일부터 시작한다. 다리 한 쪽이 약한 것은 흔한 현상으로, 환자들은 건강한 쪽 다리에 의지하는 모습을 보이게 된다. 때로 발을 올리는 근육이 심하게 약한 경우는 걸음걸이를 보면 금세 파악할 수 있다. 요추주위근을 주로 쓰면 몸통이 한 쪽으로 쏠리는 게 보통이다.

환자에게 허리를 굽혀보게 하면 다음과 같은 반응을 보인다. 대부분의 환자들이 그런 요구를 거부하는데, 이는 허리를 구부리면 통증이 오거나 그런 행동이 허리에 좋지 않을 거라고 생각하기 때문이다. 기꺼이 허리를 구부리는 환자들도 충분히 더 구부릴 수 있는 데도 구부리다 마는 경향이 있다. 정상적으로 충분히 구부리는 환자들도 몇 명 있긴 하지만, 허리를 구부리면 등과 다리에 통증이 있다고 호소한다.

발목과 무릎의 근육강도 기능 검사는 환자들이 서 있는 자세에서 측정한다. 그리고 발목과 무릎의 반사작용은 앉은 자세에서 검사하는데, 다리의 운동기능이 약화되었는지를 알 수 있다.

검사대 위에서는 다리의 혈액순환이 잘되는지를 파악하기 위해 발과 발목의 맥박을 측정한다. 환자들은 대부분 무릎 주위의 힘줄과 장경인대(長徑靭帶)에 촉진시, 통증이 올까봐 지레 겁을 먹는다. 장경인대란 넓적다리 옆쪽을 쭉 따라 올라가, 전자(돌기)라고 하는 엉덩이에 돌출된 뼈 뒤쪽을 통과하는 길다란 힘줄이다. 목·어깨·등 위쪽·등 중간·등 아래쪽 어디에서 일어나는 통증이든지 TMS의 약 80퍼센트가 이 힘줄에서 일어난다.

'다리를 쭉 편 상태에서 들어올리는 검사'는 단지 환자가 할 수 있는 행동이 무엇이고, 통증이 일어나는지만 알려줄 뿐이다. 나는 이 실험이 진단에 아무런 도움이 되지 않는다고 생각한다.

바닥에 엎드린 자세에서는 등 전체의 압통점을 눌러볼 수 있다. TMS 환자의 99퍼센트는 궁둥이 상부 양쪽과 요추주위근 깊숙이 그리고 어깨 맨 위쪽의 등세모근에 강약의 정도 차이는 있지만 통증을 느낀다. 이것도 역시 통증의 주요 부위와는 상관없는 부위다. 이런 현상은 통증이 발생하는 근원은 중추신경계, 즉 뇌라는 것을 강력하게 시사하고 있다.

결론적으로 말해서, 부수적인 신경학적 검사는 어떤 신경조직이 연관되어 있는가를 증명하기 위한 것이다. 그러나 비정상적인 신경조직을 찾아냈다고 해서 원인이 규명된 것은 아니다. 단지 의사들에게 말할 거리가 생긴 셈이고, 환자들이 자신이 증상에 안심하게 만드는 것뿐이다.

허리와 다리 통증에 대한 관례적인 진단법

우리는 TMS 환자의 X선이나 영상 진단에서 신체 구조적 이상이 발견되면, 그것을 기계적으로 통증의 원인으로 삼는다는 점을 명심해야 한다. 그러나 내 경험으로 미루어 볼 때, 그것들이 통증의 원인인 경우는 매우 드물다.

진단은 크게 두 가지로 나누어진다.

1. 후천적이면서 선천적인 척추의 구조적 이상
2. 원인을 알 수 없는 근육통

신체 구조적 이상

퇴행성 골관절염

구조적인 면에서 보면, 나이를 먹으면서 척추가 변형되는 것은 일반적인 현상이다. 이것을 척추의 관절증 또는 퇴행성 골관절염이라고 부른다. 이런 변화는 이르면 *20*대 후반부터 시작되며, 가장 많이 사용하는 허리뼈 마지막 두 개와 목뼈 중간 부분부터 먼저 진행된다. 이런 현상은 척추의 어느 부분에나 나타나며 골병증(골극), 즉 전문적인 용어로 척추증으로 알려져 있다. 나이가 들어감에 따라 척추 관절이 변형되는 것은 과거 여러 해 동안은 임상적인 진료를 요하는 증상으로 생각되었으나, 지금은 아무 이상이 없는 걸로 판명되고 있다.

*1976*년, 예루살렘의 하다사 종합병원 의사들은 허리 통증을 호소하는 환자 중 척추증이 있느냐 없느냐에 따른 차이점은 전혀 없다고 발표했다.

덴마크의 코펜하겐 종합대학 의료진도 허리 통증 환자 *238*명의 X선과 허리 통증 병력이 전혀 없던 환자 *66*명의 X선을 비교해 보았다. 그 결과, 그들은 퇴행성 디스크나 척추증이 나타나는 비율에 전혀 차이가 없었다고 발표했다. 그들은 이런 변화는 예상했던 대로 나이가 들어가면서 진행되는 증상이며, 따라서 지극히 정상적인 증상임을 알게 되었다.

척추협착증

척추협착증은 나이가 들면 나타나는 가장 중요한 변화 중 하나로 주로 수술로 치료하고 있다.

나이가 들면 척수나 척수신경이 지나는 길인 요추관은 뼈에서 나오는 골극이 쌓여 점점 좁아지게 된다.

심한 통증을 동반하는 TMS 환자들에게서 이런 증상이 발견되면 수술을 권하는 게 일반적인 진단이며, 증세가 심할 경우에는 실제로 수술을 하기도 한다. 하지만 내가 보았던 이런 환자들 가운데 실제로 수술이 필요했던 환자는 한 사람밖에 없었다. 더욱 분명한 사실은, 이런 환자들에게 척추협착증이 그대로 남아 있는 상태라도 TMS 치료를 받으면 통증이 없어진다는 것이다.

신경외과 의사인 H. L. 로조모프는 대부분의 경우 척추협착증은 수술 없이도 치료될 수 있다고 발표했다. 그는 여러 해 동안 이런 환자들을 수술로 치료해 온 의사였기 때문에 이 보고는 특히 주목할 만하다.

우리 병원 환자 집단을 상대로 실시한 첫 추적 조사를 살펴보면, 등통 발생빈도가 가장 높은 나이는 30세에서 60세 사이였다. 60세가 넘으면 그 빈도는 현저히 줄어들었다. 등통이 노화로 인해 생기는 것이라면 나이가 들면서 그 빈도가 증가해야 한다. 그러나 결과는 그렇지 않았다. 스트레스와 긴장을 가장 많이 받는 나이인 중년기에 발생빈도가 가장 높았다는 것은, 등통 원인이 척추에 구조적인 변화보다는 TMS성이라는 것을 강력하게 시사하는 것이다.

척추디스크 병리현상

통계적으로 보면, 나이가 들면서 가장 흔하게 나타나는 매우 골치 아픈 변화 중 하나가 척추디스크에 관계된 것이다. 척추디스크는 척추 사이의 충격을 흡수하는 역할을 하지만, 아주 젊은 나이에서부터 기능이 약화되기 시작한다. 맨 마지막 허리뼈인 제 5허리뼈(L5)와 엉치뼈 사이에 있는 척추디스크는 대부분 20대부터 퇴화하기 시작한다.

퇴화에는 두 가지가 있다. 그 하나는 디스크를 이루는 물질이 줄어들면서 두 척추뼈 사이가 좁아져 두 척추뼈가 가까이 붙는 현상을 말한다. 그리고 또 하나는 디스크 주위를 둘러싸고 있는 섬유륜이라고 불리는 조직이 낡아져 디스크를 이루는 물질인 척추디스크 수핵이 부풀거나, 돌출되거나, 이탈되는 것을 말한다. 디스크가 돌출되거나 이탈되는 현상을 디스크 탈출증이라고 한다.

내 경험으로는 디스크가 심하게 이탈되었다고 해도 지속적인 통증을 일으키지는 않고, 이탈이 발생한 초기에만 약간의 통증이 느껴지게 된다.

오랫동안 나를 혼란스럽게 만들었던 것은, 허리에 디스크 탈출증이 있는 사람이 통증을 느끼는 부위가 실제로 탈출증이 일어난 부분과 정확하게 일치한다는 사실이었다. 예를 들면, 첫번째 엉치신경인 $S1$ 척수신경에 탈출증이 있는 경우, 통증은 그 신경이 관장하는 부위인 다리 부분에서 발견되곤 했다. 의사들이 환자의 통증을 탈출증 탓으로 돌리는 것이 이해가 되었다. 하지만 증세가 여러 주 혹은 여러 달 지속되고, TMS 증상과 징후가 나타나면서 디스크 병리가 최초의 통증을 일으켰을지는 몰라도 지속적인 통증의 원인은 아니라는 것이 분명해졌다.

왜 두뇌는 디스크를 죄인으로 몰려고 했을까? 그 해답은 뇌가 TMS 증상을 만들어내는 전략을 살펴보면 알 수 있다. 뇌는 사람들이 특정한 신체적 행동을 할 때 증세를 나타낸다. 그 행동을 통증의 원인이라고 생각하게 만들기 위한 전략이며, 과격한 행동일수록 더 선호한다. 사실 신체적 행동은 통증의 원인이라기보다는 계기에 불과하다. 이것은 대단히 중요한 개념으로, 수백만 명의 사람들이 이런 사실을 몰랐기 때문에 통증의 노예가 되어 특정한 신체적 활동을 두려워해 왔다.

특정한 신체적 활동처럼 디스크 탈출증도 TMS를 일으키는 매우 교활한 방아쇠다. 뇌는 디스크 이상을 인식하고 그 증상을 나타낼 적당한 장소를 고른다. 그러나 때로는 도가 지나쳐 다리의 너무 많은 부위에 증상을 나타내거나, 한 쪽에서 다른 쪽으로 통증을 옮기기도 한다. 어떤 경우에는 전혀 통증이 시작될 장소가 아닌 곳에 잘못 나타나기도 한다.

이런 현상이 이해되지 않으면서 불가사의하며, 지나치게 기발하다고 생각된다면 통증 증후군의 목적을 생각해 보라. 통증보다 훨씬 더 위험한 것을 막으려는 마음이 무의식적으로 만들어내는 비논리적 현상이다.

의학서적은 디스크 탈출증에 대해 어떻게 정의를 내리고 있는가? 다음은 그 한 예다.

신경외과 의사인 H. L. 로조모프는 디스크 탈출증이 허리와 다리 통증의 원인인 경우는 전체 증세의 3퍼센트 미만이라는 것을 발견했으며, 자신의 환자들을 수술 없이 치료할 수 있었다.

반면, 세계적인 허리 통증 학자인 앨프 나쳄슨은 대부분의 허리 통증은 원인을 알 수 없으며, 허리와 다리 통증 환자 중 98퍼센트는 관례적인 방법(수술)으로 치료되어야 한다고 말했다.

한 연구소는 방사선을 이용한 척수조영술을 통해, 요통을 경험하지 않은 108명의 디스크 탈출증 환자를 발견했다고 보고했다. 그리고 그 환자들을 계속 추적 조사한 끝에, 그 중 64퍼센트가 3년 안에 신경성 통증을 일으켰다는 것을 알아냈다. 연구원들은 그 증상이 일어난 원인은 당초부터 있었던 탈출증 때문이라고 결론지었다.

하지만 나는 이 보고서에 대해 매우 회의적이며, 이 환자들의 증상은 TMS라고 생각한다. 뒤늦게 증세가 나타나는 현상은 로마와 라퀼라 대학 병원 의사들에 의해 근거 없는 것으로 판단되었다.

의사들은 MRI(자기 공명 영상) 촬영 결과 디스크 탈출증이 나타난 환자 집단의 63퍼센트가 수술을 하지 않고 치유되었으며, 6개월 내지 15

개월 후 다시 MRI 촬영해 본 결과, 탈출증 정도가 감소되었다고 보고했다.

조지 워싱턴 대학의 연구원들은 1984년 〈스파인〉지에 매우 흥미 있는 연구 결과를 발표했다.

환자의 병력을 전혀 모르는 신경방사선과 의사들이 허리에 통증이 없는 환자들의 CT(컴퓨터 단층 촬영술) 결과를 검토했다. 의사들은 전체 52명 중 34.4퍼센트에서 디스크 이상과 척추협착증 그리고 다른 노화 현상들을 발견했다. 그 중 50퍼센트는 40세 이상이었다. 이런 현상은 정상적인 이상 현상이며, 대부분의 경우 결코 등통을 일으키지 않는다.

워싱턴대학의 리처드 디요·존 로저·스탠리 비고스 박사는 디스크 탈출증이 있는 환자 중 5~10퍼센트만 수술이 필요하다고 주장했다. 그것도 CT나 MRI 촬영을 통해 탈출증이 증명되고, 전형적인 통증과 신경계의 약화를 수반하며, 관례적인 치료를 6주 이상 받았어도 아무 차도가 없을 때만 수술이 필요하다고 말했다.

하지만 TMS도 '전형적인' 통증과 신경계의 약화를 가져올 뿐만 아니라, 원인을 규명하여 적절한 치료를 받지 않으면 증상이 여러 주 또는 여러 달 계속될 수 있다. 따라서 이런 기준을 근거로 수술 여부를 결정하는 것은 신빙성이 없다는 것이 내 의견이다.

모린 젠센과 그 동료들이 〈뉴잉글랜드 의학 저널〉에 최근 발표한 논문은 언론의 큰 주목을 받았다. 허리나 다리 통증을 경험한 적이 없는 98명에게 허리 MRI를 실시한 결과, 36퍼센트만 모든 디스크가 정상이었고 52퍼센트는 한 개나 그 이상의 디스크가 붓는 증세가 있었으며, 27퍼센트는 디스크 돌출이 있었고 1퍼센트는 디스크 탈출 증세를 보였다는 것이다. 그들은 다음과 같은 결론을 내렸다.

'허리 통증 환자를 대상으로 한 MRI 촬영 결과, 디스크가 붓거나 탈출되는 것을 발견하는 것은 대부분 우연의 일치일 뿐이다.'

1987년 나는 디스크 탈출증으로 등통을 호소하는 109명의 환자들에 대한 추적 조사를 실시한 적이 있다. 이 환자들은 MRI가 사용되기 전인 1984년에서 1986년 사이에 치료를 받았던 환자들이었기 때문에, 그 당시 사용되던 CT 촬영을 통해 탈출증 증세를 일일이 진단했다. 그러나 탈출증은 CT 촬영만으로는 정확하게 파악되지 않았다. 그래서 각 환자들의 병력과 물리검사를 토대로 TMS 여부를 판단했다. 그 결과, 나는 탈출증이 통증의 원인이 아니라는 결론을 얻었다. 환자들은 모두 교육 프로그램에 참여했다. 치료를 받은 지 3년이 지난 후 인터뷰를 행한 결과, 전체의 88퍼센트인 96명이 완전히 나았거나 또는 통증에서 벗어나 아무런 신체적 질환이나 두려움 없이 정상적으로 살고 있음을 알게 되었다. 약 10퍼센트인 11명만이 증세가 호전되었지만 여전히 행동의 제약을 받았고, 두려움에서 벗어나지 못하고 있었다.

환자들을 치료하는 여러 해 동안, 나는 환자들이 통증의 원인이 정신적인 면에 있다는 사실을 받아들이는지 아닌지를 쉽게 판단할 수 있었다. 잘 받아들이는 가망성 있는 환자들이 있는 반면, 그런 진단에 충분히 동의하지 않는 환자들도 있었다. 물론 심리적인 원인을 인정하지 않는 환자들은 증세가 호전되지 않았다. 이제 나는 프로그램을 시작하기 전에 환자들을 선별해서 받아들이고 있다.

끊임없는 의학적 연구는 진단을 통해 얻은 이론을 증명하기도 하고, 새로운 치료 방법을 찾아내기도 한다. TMS 진단이 정확했다는 가장 확실한 증거는, 우리가 치료한 환자 중 90퍼센트 이상이 영원히 통증에서 해방되었다는 사실이다. 물론 때로는 여러 해 동안 사람을 무기력하게 만드는 통증이 재발된 예도 있긴 하다. 하지만 TMS가 올바른 진단이었다는 것을 증명하는 데 있어서, 이런 결과 이상 적절한 예는 없을 것이다. TMS나 다른 유행성 질환에 있어서 가장 중요한 요소는 올바른 진단이다. 의학계가 TMS 진단을 계속 거부하는 한, 유행성 질환은 정복되지 않을 것이다.
 이제, 기계적으로 등통의 원인으로 진단되어온 다른 신체 구조적 진단에 대해서도 언급해 보도록 하자.

척추측만증

 척추측만증은 척추 전체에 걸쳐 나타나는 널리 알려진 이상 증세로, 척추가 옆으로 휘는 현상(만곡)이다. 아직 그 원인은 밝혀지지 않고 있으며, 대개 20대부터 시작된다. 계속 증세가 심해지는 특별한 경우에는 수술을 받아야 할 정도로 심각할 수도 있지만, 청소년기에는 통증이 나타나지 않는다. 나는 척추측만증이 있는 성인에게만 통증이 나타나는 걸 이상하게 생각했다. 의사들은 통증에 대해 확실하게 설명할 수 없기 때문에, 이상 증세를 대안으로 삼아 통증의 원인으로 삼곤 한다. 의사들이 TMS의 존재를 알지 못하는 한, TMS 통증은 계속해서 구조적 이상이나 신체적 또는 반복적 행동의 탓으로 돌려질 수밖에 없을 것이다.
 척추측만증이 원인인 것으로 추정된 등통 때문에 두 차례나 수술을 받고, 세번째 수술을 받기 위해 병원을 찾았던 한 여성이 있었다. 다행스럽게도, 그녀는 수술을 받기 전에 의료진 중 TMS에 대해 알고 있는 한 심리학자를 만났다. 그는 그녀의 통증이 심리적인 요인 때문일 것이라고 외과 의사에게 말했다. 그 여성은 수술을 받는 대신 우리 프로그램에 들어왔다. 몇 주 후에 그녀는 통증에서 벗어났고 아직도 건재하다.

척추골전전위증

 척추골전전위증은 허리뼈 하나가 바로 밑에 있는 허리뼈와 함께 앞으로 튀어나오는 증상으로 언뜻 생각하기에 심각해 보이는 이상 현상이다. 그 증세는 경미한 경우에서 심각한 경우까지 다양하다. 원인은 밝혀지지 않았으나, 내 경험에 비추어 볼 때 통증을 가져오진 않는다.

나는, 통증이 없기 때문에 이런 이상이 생긴지도 모르고 있던 한 젊은 여성의 연속 X선 촬영 사진을 가지고 있다. 그 X선 사진은 다른 이유 때문에 촬영한 것이었는데, 우연히 척추골전전위증이 발견된 것이다. 나는 척추골전전위증 환자에게는 예외 없이 TMS 증세가 나타내는 걸 경험했기 때문에 그다지 놀라운 일은 아니었다.

이상근 증후군

이상근은 궁둥이 깊숙한 곳에 있는 근육으로서, 큰궁둥패임을 통해 다리로 내려갈 때 궁둥신경에 근접한 근육 안에 포함되어 있다. 처음 이런 진단이 언제 어디서 내려지게 되었는지 모르지만, 궁둥이 통증은 이상근이 궁둥신경을 누른 결과로 알려져 있다. 왜 이런 일이 일어나며, 어떤 경우에 일어나는지는 아직 과학적으로 증명되지 않았다.

내 견해로는 이런 진단은 근거가 없으며, 단지 궁둥이 통증을 설명할 더 나은 방법이 없어서 제시된 설명으로 여겨진다. TMS는 그런 통증을 설명할 수 있는 최상의 방법이다. 이상근 증후군이라는 진단은 일시적인 유행병으로 곧 사라질 것이다.

엉덩이 골관절염

엉덩이 관절 퇴화는 매우 흔한 증상이며 이것 역시 TMS다. 이 증상의 일반적인 치료 과정을 보면, 통증의 원인을 엉덩이 관절 탓으로 돌려 증상이 비교적 경미한 경우에도 엉덩이 관절 대치 수술을 하는 것이 보통이다.

나는 환자가 수술을 받기 전에 개입해, 수술을 하지 않고 성공적으로 치료한 경우가 몇 번 있었다. 게다가, 나는 수술을 받고도 통증이 계속되는 사람들을 많이 보아왔다.

선천성 기형

등통 원인이 되는 선천성 기형은 세 가지로 알려져 있다. 숨은척추뼈갈림증·척추분리증·융추 등이다. 숨은척추뼈갈림증과 척추분리증의 경우는 척추뼈가 하나 없는 경우이며, 융추는 척추뼈가 하나 더 있는 걸 말한다.

연구원이었던 알렉산더 마고라와 아르민 슈바르츠는 이런 이상이 나타나는 확률은 등통이 있는 사람이나 없는 사람이나 큰 차이가 없다는 걸 발견했다. 내 경험에 비춰봐도 이런 기형들이 등통의 원인이 되지는 않는다.

기타 진단들

섬유근육통

일반적으로 섬유근육통이라고 불리는 이 증상은 TMS의 전신이다. 윌리엄 고워스 경이 이 용어를 처음 사용한 *1904*년 이후로, 고통스런 질환에 쓰이는 많은 명칭 중 하나다. 지금까지 그와 같은 질환이나 비슷한 증상에 대해 붙여진 이름의 일부를 살펴보면 다음과 같다.
섬유조직염·섬유근염·근섬유막염·근막통증·근육성 류머티즘·긴장성 근육통·근육통·류머티스성 근염·골수경증.

다음은 미국 류머티스 학회가 발표한 섬유근육통의 진단 기준이다.

1. 통증을 느끼는 부위가 광범위하다. 공식적으로 인정하는 구체적인 부위로는 몸통 전체, 앞과 등 그리고 팔과 다리 등이다.

2. 손가락으로 눌렀을 때 통증을 느끼는 부위는 열여덟 군데의 압통점 중 열한 군데다. 구체적인 부위는 다음에 열거하는 아홉 군데의 양쪽(양측) 부분이다.
   a. 뒤통수(두개골의 기저)
   b. 경부 하부(목 뒤쪽)
   c. 등세모근(어깨 맨 위 부분)
   d. 가시윗근(어깨뼈 근처의 등 위쪽)
   e. 제 2갈비뼈(앞가슴 중간 근처)
   f. 가쪽 위관절융기(팔꿈치 부위)
   g. 궁둥근육(궁둥이 바깥 쪽 위 부분)
   h. 큰돌기(돌출된 엉덩이 관절 뒷부분)
   i. 무릎(무릎 안)

TMS로 진단 받은 환자의 98퍼센트가 통증을 느끼는 부위와 관계없이 위의 아홉 군데를 손가락으로 눌렀을 때, 최소한 세 군데 이상에서 압통점을 발견했다는 것은 우연이 아니다. 예를 들면, 목과 한쪽 어깨에 통증을 호소하는 환자라고 할지라도, 엉덩이와 엉덩이 관절과 어깨 위를 누르면 통증을 느낀다. 그리고 위 세 군데처럼 일관된 것은 아니지만, 많은 환자들이 팔꿈치 · 뒤통수 그리고 목 뒤쪽을 눌렀을 때도 통증을 느끼는 경우가 많다.

아홉 군데 중 네 군데 ― 뒤통수 · 엉덩이 부분 · 팔꿈치와 무릎 ― 의 통증은 힘줄에서 오는 통증이다.

힘줄이 관계된 것은 TMS의 전형적인 형태다.

수 년에 걸쳐 나는 섬유근육통이 TMS의 심각한 증세라고 주장해 왔다. 내 소견이 미국 류머티스학회의 진단 기준과 맞아떨어진다는 사실이 그와 같은 결론을 뒷받침해 준다.

섬유근육통이 있는 사람은 일반적으로 정신적인 이상 증세도 함께 가지고 있다. 그들은 불안하고, 우울하며, 수면장애가 있고, 원기부족에 시달리는 경우가 대부분이다.

섬유근육통은 TMS의 일부이기 때문에, 섬유근육통이라는 진단을 받고 나를 찾아온 환자들은 성공적인 치료를 받았다. 그런 환자들은 대부분 미국 류머티스학회가 발표한 진단 기준에 충분히 부합되지 않는데도 섬유근육통이라는 진단을 받았다.

미국에서 여성 대 남성의 섬유근육통 발병 비율은 *10대 1*이다. 미국 내에는 섬유근육통이라는 진단을 받고 시달리고 있는 수백만 명의 여성들이 있다. 섬유근육통의 원인은 아직 밝혀지지 않았기 때문에, 의사들은 통증을 안고 살아갈 수밖에 없다는 처방을 내린다. 최근에는 절망에 빠진 환자 중에 자살을 택한 사람도 있었다.

임상 의사들은 다음과 같은 질문을 가져왔다. 섬유근육통이 독립적으로 분리된 하나의 증상인가?

TMS 증상의 하나라고 대답할 수 있고, 따라서 섬유근육통은 심인성 증상의 일부다. 의사들이 명확한 진단을 내리지 못하는 것도 그 때문이다.

이와 비슷한 형태의 다른 질환들을 살펴보기로 하자.

근막통증 증후군(MPS : Myofascial Pain Syndrome)과
측두아래턱관절 증후군(TMJ : Temporomandibular Joint Syndrome)

섬유근육통과 근막통증 증후군(MPS), 측두아래턱관절 증후군(TMJ)은 의학서적에서 종종 함께 거론되곤 한다. 나는 이런 증상들이 모두 TMS의 다른 형태라고 믿는다. 그것들은 해부학적으로나 유행병학적으로 그리고 임상 형태나 심각한 정도가 각각 다르다. 섬유근육통과 근막통증 증후군을 비교해 보는 것은 흥미롭고 시사하는 바가 크다.

성 비율을 살펴보면, 섬유근육통은 *10*대 *1*의 비율로 여성이 많고, 근막통증 증후군은 *2*대 *1*로 남성이 많다. 섬유근육통의 압통점은 몸통의 앞과 뒤, 팔과 다리 등 몸 전체에 걸쳐 있다. 하지만 근막통증 증후군의 경우에는 압통점이 등에만 있다.

섬유근육통 환자는 몸이 뻣뻣하고, 피로를 잘 느끼며, 대개 불안하고, 우울하며, 잠을 잘 못 잔다.

근막통증 증후군 환자는 일반적으로 그렇지 않다. 섬유근육통을 가진 사람은 여간해서는 증세가 호전되지 않는다.

섬유근육통과 근막통증 증후군 환자들의 공통적인 증상은 통증과 약간의 산소 결핍 그리고 아주 뿌리 깊은 정신적 내력, 즉 억압된 분노를 가지고 있다.

측두아래턱관절 증후군은 턱 근육에 통증을 느끼는 증상인데, 대부분의 치과 의사들은 아래턱관절에 원인이 있다고 생각한다. 나는 턱 근육에 나타나는 증상이 등에 발생하는 TMS와 유사하다는 것을 발견했다. 관절 이상은 통증의 원인이라기보다는 결과다.

통증이 발생하는 부위는 근육이다.

이러한 질환들을 완벽하게 다루는 것은 이 책의 영역 밖의 일이고, 이 책의 목적도 아니기 때문에 나는 수박 겉핥기 식으로만 다루었다. 하지만 한 가지 분명하게 말하고 싶은 점은, 이와 같은 질환들은 심인성으로서 무의식적인 감정 상태가 원인이라는 것이다. 섬유근육통·근막통증 증후군·측두아래턱관절 증후군은 TMS의 일부다. 이 증상을 밝히기 위해 전세계적으로 많은 연구가 행해졌으나, 증상이 진행되는 세부적인 과정과 결과만 밝혔을 뿐 원인은 아직 밝혀지지 않았다.

지금까지 일부 사람들이 정신적인 요인이 아닐까 하는 의문을 품었지만, 그런 가설을 검증할 연구에는 착수하지 못했다. 충분한 연구가 이루어지기 전까지, 의사들은 계속 갈피를 잡지 못할 것이다. TMS를 계속 성공적으로 치료해 오고 있는 우리 클리닉은 섬유근육통이나 근막통증 증후군, 또는 측두아래턱관절 증후군으로 진단된 경우에서조차 TMS 치료법을 적용해 성공을 거두었고, 치료의 새 장을 열어가고 있다.

반사성 교감신경 기능장애

이 병의 특징은 통증과 함께 피부가 붓고, 단단해지다가 헐며, X선을 찍어보면 뼈에 이상이 나타난다는 것이다. 팔다리 중 한 군데나 그 이상에서 나타날 수 있는데, 사람을 매우 무력하게 만든다. 증상이나 검사를 통해 나타난 신체적 특징을 살펴보면, 몸 전체에서 일어나는 혈류 감소와 산소 결핍에서 비롯된 교감신경의 과다한 방출이 원인인 것으로 알려져 있다. 이 질환은 TMS성 질환과 비슷한 증세를 보이지만 더 심각하고, 근육과 신경·힘줄·피부·뼈 등이 총망라되어 관련되어 있다.

다음 사례는 그러한 사실을 증명하고 있다.

임신 중이었던 28세의 한 여성은 6개월째 접어들자 양어깨와 팔에 통증을 느끼기 시작했다. 아기가 태어났을 때는 통증이 너무 심해 아무것도 할 수가 없었다. 검사 결과, 반사성 교감신경 기능장애라는 진단을 받았다. 그 여성은 관례적인 치료 방법인 물리치료와 스테로이드 치료를 받았지만 차도가 없었다. 진단을 받은 후 일 년에 두 번 단기적으로 심리치료도 받았으나 아무 소용이 없었다. 그녀는 나를 찾아오기 7개월 전부터 통증센터에 다니고 있었지만, 별 효험을 보지 못했다고 한다.

처음 그녀를 만났을 때, 그녀는 어깨와 팔 그리고 등 위쪽으로 심한 통증을 호소했다. 그리고 허리와 궁둥이·무릎이 욱신거리면서 힘이 없고, 경련이 일어난다고 말했다. 매우 가벼운 육체적인 동작도 30분 정도밖에 할 수가 없었으며, 그런 후에는 반드시 30~40분간 쉬어야만 한다는 것이었다. 누가 보아도 엄마와 주부로서 제 역할을 할 수 없는 처지였다. 그녀는 사춘기 시절, 작은창자에 이상이 있었으며 천식과 고초열을 앓은 적이 있다고 했다.

신경계 검사 결과는 정상이었다. 양어깨를 움직이지 못하게 한 상태에서 검사를 해보았다. 양어깨 위쪽과 양궁둥이 바깥쪽, 양 넓적다리 측면(장경인대)을 손으로 누르자 통증을 호소했다.

그녀의 병력과 물리검사 결과, TMS와 심인성 국소 통증이라는 두 가지 진단이 내려졌다.

그녀는 우리 학습 프로그램에 참여해 즉시 집단별 그리고 개인별 심리치료를 받기 시작했다. 그녀는 진단 결과를 쉽게 받아들이긴 했으나, 정신치료 효과는 더디게 나타났다. 그러나 치료하기 시작한 지 8개월이 지나자, 한정된 범위에서 아기를 돌보기 시작했다. 프로그램에 들어온 지 열두 달이 지났을 때 그녀는 한 번에 다섯 시간까지 견딜 수 있게 되었고, 열여섯 달이 지난 후에는 반나절 동안의 활동이 가능해졌다. 그녀는 느리기는 했지만 꾸준히 향상되어, 마침내 온종일 엄마와 주부 역할을 감당할 수 있게 되었다. 게다가 테니스와 스키를 다시 시작했으며, 심리적·신체적으로 완전한 회복을 보여 두번째 아이를 가질 준비까지 하게 되었다.

이런 결과는 정확한 진단과 효과적인 정신치료라는 두 가지 결정적인 뒷받침이 없었다면 불가능한 일이었다. 그녀의 증상은 분명히 정신적인 것이었다. 강력한 감정적 요인이 교감신경으로 하여금 병을 일으키게 할 수 있는 것이다.

소아마비 후유 증후군

최근 들어 소아마비 후유 증후군이라는 증세가 많은 주목을 받고 있다. 어릴 때 소아마비에 걸려 그 후유증으로 다리가 약해진 사람이 나이가 들면서 엉덩이와 다리에 통증이 발생하고, 다리가 더 심하게 약해지는 증세를 일컫는다. 약화가 심해지는 증상은 소아마비에 걸린 사람에게 공통적으로 일어나는 현상이라는 사실이 몇 년 전에 의학적으로 밝혀진 바 있다. 하지만 통증이라는 새로운 증상과 함께 새로운 증후군이 탄생한 것이다. 내가 보았던 이런 문제를 가진 환자들의 통증은 TMS 탓으로, 다리가 약해지는 데 대한 걱정과 좌절 때문에 일어난 것이라는 데 의심의 여지가 없었다. 통증은 소아마비 때문에 일어난 것이 아니다.

 TMS라는 걸 인식하지 못함으로써 새로운 임상적 병명을 만들어 낸 또 다른 예가 있다. 30년 전 나는 약화가 심해지는 증상으로 고통을 당하고 있던 많은 소아마비 후유증 환자들을 진찰하고 있었다. 그때는 요즘처럼 TMS가 성행하지 않을 때라서, 아무런 통증도 일어나지 않았다.—그래서 소아마비 후유 증후군이란 병명은 존재하지 않았다. 나는 그들이 약해지는 것에 적응할 수 있도록, 때론 보조 장치를 제공해 주면서 도움과 충고를 아끼지 않았다.

긴장성 근육통

 이 병명은 거의 50년 가까이 메이요 Mayo 클리닉에서 내려온 진단으로, 근육통을 일컫는 말이다. 여기서 긴장성이란 말은 근육의 긴장이기보다는 심리적인 장을 말한다. 그러나 메이요 클리닉 회보에 발표된 제프리 톰슨 논문에서 발췌한 다음 글은 많은 것을 시사하고 있다(고딕체는 내가 추가한 것이다):

 '긴장성이란 말은 정신적 긴장이나 스트레스가 작용한다는 말이다. 진단이 이렇게 내려지면, 환자들은 근육통의 원인이 심리적일 가능성이 있다는 사실을 더욱 잘 받아들여, 치료에 필요한 과정을 기꺼이 따르려고 한다. 하지만 의사들은 **심리적 불안감이 주된 원인이 아니라는 것**

을 인정하고 있다.'

　이 말은 모순되게 들릴지 모르나 실제로는 모순이 아니다. 그는 심리적 요인이 통증을 악화하고는 있지만, 통증의 원인은 아니라고 주장하고 있는 것이다. 이런 견해는 마치 무슨 유행처럼 최근 미국 전역을 휩쓸고 있다. 섬유근육통이나 긴장성 근육통 또는 다른 유사한 증세에서는, 심리적 요인이 '중요한 역할'을 한다는 임시 처방이 먹힐지도 모른다. 하지만 그것들을 주된 원인으로 받아들이지는 않는 것이다. 그들의 관점에서 볼 때, 심리적인 요인은 단지 통증을 악화할 뿐이라고 생각하기 때문에 그에 대한 적절한 치료를 하지 않게 되는 것이다.

　또 다른 흥미 있는 견해는 이 부분이다.

　'진단이 이렇게 내려지면, 환자들은 근육통의 원인이 심리적일 가능성이 있다는 사실을 더욱 잘 받아들여, 치료에 필요한 과정을 기꺼이 따른다.'

　심리적 치료에 필요한 과정을 기꺼이 따른다면, 심리적 요인에 의해 나빠진 부위의 통증만 없애게 될 것이다. 원인을 치료하지 않았기 때문에 원래 통증은 그대로 지속되는 것이다.

　통증 문제를 다루는 의학계가 보이는 이러한 무능력한 자세와 심각한 혼란에 나는 씁쓸한 기분을 지울 수 없다. 그들은 '심리적 불안감이 주된 원인이 아니다'라는 생각에 집착하고 있다. 물론 진짜 원인은 심리적 불안감이 아니다. 그 원인은 정상적 상태에서 비롯되는 것이다. 우리는 모두 내적 긴장감이 있으면 신체적으로 증상이 나타나도록 프로그램 되어 있다. 그 사실을 깨닫지 못하면 계속 유행병을 키우게 될 뿐이다.

허리와 다리 통증에 대한 관례적인 치료법

통증 치료 방법은 진단 구조에 따라 조금씩 다르다. 예를 들면 CT나 MRI를 근거로 탈출증이라는 진단이 내려지고 통증이 심각하면, 다리의 신경계에 변화가 나타나지 않아도 종종 수술이 권유된다. 만일 신경계 이상이 발견되면, 거의 모든 경우 수술이 행해진다. 이제까지 설명한 다른 신체 구조적 원인 탓으로 통증이 생길 때도 마찬가지다.

어떤 사람이 이런 편지를 보낸 적이 있다.

'두 저명한 외과 의사로부터 수술을 받아야 한다는 진단을 받았음에도, 선생님께서 말씀하신 대로 저의 하수족 현상이 사라졌습니다.'

이런 편지도 있었다.

'저는 그 증상(허리와 다리 통증)에서 벗어날 수 없기 때문에 수술을 해야 한다는 권유를 받았습니다. 그렇지만 저는 수술을 택하지 않았습니다. 대신에 선생님의 강의를 두 차례 들었고 그 이후로 통증에서 완전히 벗어날 수 있었습니다(이 편지를 쓰는 지금 벌써 7년째 잘 지내고 있습니다).'

의사들은 심한 통증을 호소하는 환자에게 수술을 권하지 않으면 침대에 누워 쉬라고 하거나, 비스테로이드나 스테로이드(코티존 형태의 약) 항생제를 빼놓지 않고 처방한다. 스테로이드 항생제는 경막(척추 하부) 주사로 투입된다. 2, 3주 동안 누워 있어도 통증이 지속되면 대개 물리치료를 하게 되는데, 여러 주나 여러 달 계속해서 치료를 받아야 한다.

서너 달이 지난 후 이 환자들의 상태는 어떤 결과를 보이겠는가? 통증은 사라지지 않고, 환자들은 걱정에 사로잡혀 당황하고 겁을 먹게 되며, 일상적인 활동이 불가능해지면서 우울증 증세까지 보이게 된다. 이런 환자들은 정형외과 전문의나 신경외과 의사·재활의학 전문의·류머티스 전문의·스포츠 의학 전문가 같은 전통적인 의사들에게 진찰을 받아보지만 별 차도를 느끼지 못한다.

환자들은 다음 단계로 제도권 의학에서 비정통 의학이라고 무시하는 치료법이나 전체성 의학 또는 대체 의학이라 부르는 치료법을 시도한다. 즉 척추지압요법사 · 정골사 · 침술사 · 마사지요법사 · 영양사 · 자연요법사 · 운동전문가 등을 찾아가는 것이다. 이들은 치료에 도움이 될지는 모르지만 일부 통증은 지속되며, 달리기나 스포츠 또는 무거운 걸 드는 것 같은 신체적 활동을 조심하라는 주의를 받는다. 환자는 여전히 불안하고 걱정스러우며, 부분적인 불구로 남아 있어야 한다.

관례적인 진단을 제쳐두고라도, 허리와 다리 통증이 계속 재발되는 사람들은 여러 면에서 소심하게 되며 무기력해진다. 그들은 통증을 겁내 부상을 당할까 전전긍긍하면서 되도록 신체 활동을 피한다.

조심조심 움직이며, 허리에 코르셋을 착용하고, 앉을 때나 누울 때 특수 베개를 사용한다. 몸을 구부리는 것이 통증의 원인이라는 말을 들었기 때문에 그들은 허리를 굽히거나, 물건을 들어올리거나, 다리를 꼬거나, 엎드려 눕거나, 자유형이나 평영 자세로 수영하는 걸 두려워한다. 그들은 복부 근육이 약한 경우와 마찬가지로 한쪽 다리가 짧거나 평발이면 등통이 생긴다는 말을 들은 적이 있다. 또한 배 근육이 강하면 통증이 생기지 않으며, 달리기는 척추에 나쁘다는 말도 들었다(그게 사실이라면 어떻게 호모 사피엔스가 수만 년 동안 들판을 달리며 살아왔겠는가?) 그들은 또한 딱딱한 매트리스가 잠자리를 편하게 한다고 믿는다. 그들의 삶은 등에게 지배를 받는다. 잠자리에 들기 전에 맨 마지막으로 생각하는 것도 통증이고, 아침에 일어나자마자 가장 먼저 떠올리는 것도 통증이다. 그들은 그릇된 정보의 바다에 빠져 있는 것이다.

대부분 나를 찾아오는 환자들은 가능한 모든 치료방법을 다 시도해보았고, 그 과정에서 많은 돈을 낭비한 사람들이다. 많은 환자들이 더 이상 할 수 있는 방법이 없기 때문에 마지막으로 찾아왔다고 솔직하게 고백한다. 나는 *10년*에 한 번 정도는 *30년* 동안이나 재발 병력을 가지고 있는 가장 지독한 사례들도 대하게 된다. 다른 의사를 먼저 찾아가지 않고 곧바로 나에게 오는 환자는 한 달에 한 명이 있을까말까 하다. 대부분의 환자들은 여러 해 동안 재발을 거듭한 병력을 가지고 있고, 모든 치료를 받아본 후에 마침내 나를 찾아오는 것이다.

정통 의학은 최근 들어, 산업화된 세계에서 비롯된 사회심리학적 요인이 등통의 주된 원인이라는 사실을 서서히 깨닫기 시작하고 있다. 워싱턴 대학의 스탠리 비고스 박사와 공동 연구진이 *1991*년 〈스파인〉지에 발표한 논문을 보면, 직업적인 허리 부상을 호소하는 사람들을 진단하는 데는 신체적 요인보다 심리적 요인이 더 중요하다는 것을 밝혔다.

핀란드의 대규모 조사단은 일상적인 활동을 계속해도 좋다는 진단을 받은 등통 환자와, 반대로 이틀 동안 침상에 누워 요양하거나 '허리 가동 운동'을 하라는 진단을 받은 환자를 비교해 보았다.

그 결과 일상적인 활동을 계속한 환자들이 통증의 지속 여부 · 통증의 강도 · 허리를 굽히는 정도 · 업무 처리 능력 등에서 통계적으로 더 나은 결과를 보였다는 걸 발견했다.

정통 의학은 아직도 등통을 일으키는 심인성 과정의 본질을 인식하지 못하고 있다. 하지만 심리학에 접근하려는 일련의 연구들은 그들을 좀더 열린 태도로 이끌어 갈 것이다.

4

등 위쪽과 목·어깨·팔에서 나타나는 현상

    TMS 환자 중 *60~65*퍼센트는 허리 또는 다리, 아니면 두 군데 다 증상이 나타난다. 그들 대부분은 과거나 또는 최근 들어 목과 어깨에 심한 통증을 느낀 경험을 가지고 있다. 목과 어깨 위쪽은 TMS 증세가 두 번째로 잘 나타나는 부위이기 때문에 이런 현상은 놀라운 일이 아니다. 이곳은 TMS 환자의 *20~25*퍼센트가 통증을 느끼는 부위다. TMS는 등 전체에 걸쳐 여러 부위에서 증상이 나타날 수 있다.
    증상이 한 번 나타나는 주기 동안에도 통증 부위가 여러 군데로 옮겨갈 수도 있다. 하지만 뇌는 한 번에 한 군데에 집중적인 통증 부위를 형성하여 환자의 주의를 끌 필요가 있다. 그래서 허리가 아니면 목이나 어깨에 증세가 나타나는 것이다.
    이 부위에 가장 많이 연결되어 있는 근육은 상부 등세모근이다. 등세모근은 머리 뒤에서 시작되어, 어깨 위를 거쳐 어깨 양측에 만져지는 뼈의 돌출된 부분까지 이어져 있다. 따라서 등세모근 상부 전체 또는 어느 한 부분에 통증을 느끼는 것이다.

허리 통증과 마찬가지로, 환자들은 통증이 시작되기 바로 전에 뭔가 격렬한 일을 했다고 말한다.

대부분의 통증은 서서히 시작되거나 주로 아침에 일어났을 때 나타난다. 이 부분의 통증도 허리 통증과 마찬가지로 사람을 무기력하게 만들며, 팔이나 손에 증상이 나타날 때는 무력감이 더 심하다. 통증이 비교적 약할 때는, 근육이 당겨지는 느낌이라고 환자들은 말한다. 사람들은 허리 통증에는 관대하지만, 목 주위가 당겨지면 신경을 곤두세우고 예민해진다. 이 부위의 통증은 어깨뼈 부근의 다른 근육들도 관련되어 있지만, 등세모근 상부가 가장 많이 관련된다.

목신경 관련 통증

허리에서와 마찬가지로, 이 부위의 통증은 팔과 손으로 퍼지며 마비와 쑤심과 약화를 동반한다.

건반사가 줄어들거나 없어지면서 근육이 심각하게 약해질 수 있다. 이러한 증상에 관련된 신경은 목신경과 팔신경얼기다. 팔신경얼기는 목신경인 제 5목신경(C5 척수신경), 제 6목신경(C6 척수신경), 제 7목신경(C7 척수긴경), 제 8목신경(C8 척수신경)과 제 1가슴신경(T1 척수신경)에서 뻗어 나온 가지들과 연결된다. 그런 다음 팔신경얼기는 요골신경 · 정중신경 · 척골신경과 같이 팔과 손을 관장하는 모든 신경으로 나뉘어진다. 이 중요한 신경얼기 *plexus*는 상부 등세모근 아래에 깊숙이 자리잡고 있다.

이 신경얼기가 상부 등세모근을 압박할 수는 없지만, 등세모근에 **TMS** 증세가 나타나는 데 영향을 미친다. 신경얼기의 어느 부분에 경미한 산소 결핍이 있을 수 있다는 말이다. 궁둥신경이나 팔신경얼기

같은 커다란 신경조직이 연루되었을 때, 그 중 일부분만 영향을 미치는 것이 TMS의 전형적인 특징이다. 궁둥뼈에 한 가지 단순한 증상만 나타나지 않는 것도 이런 이유 때문이며, 다리의 여러 부위 — 앞·뒤·옆 — 에 통증이 나타나게 된다. 통증은 주위로 퍼져나가 넓적다리까지 갈 수도 있지만, 아랫다리까지 내려가지는 않는다. 다만 발등이나 발바닥에는 통증이 나타날 수가 있다. 팔신경얼기도 마찬가지다. 어떤 때는 어깨 주위와 팔 위쪽에만 통증이 나타나는가 하면, 팔과 손의 다른 부위에 증상이 보이기도 한다.

나는 상상이 가능한 모든 경우를 다 경험했다. 그래서 얻은 결론은 만일 통증의 원인이 신체 구조적인 질환이라면, 이런 현상은 나타날 수 없다는 것이다.

매우 드문 경우지만, 나는 어깨뼈를 고정하는 근육이 약해져 어깨뼈가 탈골되어 늘어진 것을 본 적이 있다. 이 근육은 벨*Bell*의 장흉신경이 관장하고, 또한 제5목신경과 제6목신경에서 가지들을 받는다. 이 경우 TMS는 척수신경이나 장흉신경 때문일 수 있다.

TMS와 뇌신경

원인을 밝힐 수 없어 진단의들이 여러 해 동안 노심초사한 두 가지 질환이 있다. 벨 마비와 삼차신경통으로 알려져 있는 이들 질환은 열두 개의 뇌신경 중 두 개가 관련되어 있다. 뇌신경은 뇌 아래쪽과 척수 위 사이에 신경이 집중되어 있는 부분인 뇌간에서 시작하며, 머리와 머리에 있는 특수기관인 눈·귀·입과 목구멍을 관장한다. 뇌신경은 뇌가 지시하는 동작 명령을 전달하고, 감각정보를 뇌에 보내며, 특수기관들과 뇌를 연결하고 있다.

제5뇌신경(삼차신경)은 순수한 지각신경으로 얼굴과 치아의 감각을 뇌로 전달한다. 오랫동안 삼차신경은 몹시 고통스러운 얼굴과 치아 통증의 근원으로 인식되어 왔다. 이런 통증을 삼차신경통 또는 동통성 티크라고 부른다. 하지만 아직까지 그 증상의 원인을 밝힌 사람은 아무도 없었다.

몇 년 전 내게 원인을 알 수 없는 치신경통이 발생했다. 두세 달 동안 통증에 시달리고 있던 어느 날이었다. 내가 환자들과 신경계의 해부학적 그림을 보면서 치아와 연결된 신경, 즉 매우 생생하게 그려진 제5뇌신경의 가지를 설명하고 있을 때였다. 나는 갑자기 치통이 삼차신경에서 오는 TMS일지도 모른다는 생각이 퍼뜩 들었다. 나는 마침내 그렇다는 결론을 내렸고, 그러자 통증은 48시간 이내에 사라졌다. 이것은 이 책 3부에서 다루게 될 자각에 의한 치료 능력을 보여주는 한 예다.

나는 등통 전문가로 알려져 있기 때문에, 얼굴에 통증을 가진 사람들은 대부분 진찰을 받으러 오지 않는다. 그러나 최근에 우연히 한 얼굴 통증 환자가 나의 관심을 끌었다. 다행스럽게도 그 환자의 이력이 많은 도움이 되었다.

그는 몹시 불쾌한 일을 당해 이혼 소송을 하고 있던 중이었다. 그는 가능하면 갈등을 피하려는 유형의 사람이었으므로, 이런 일은 그에게 매우 곤혹스런 것이었다. 그의 얼굴 통증은 이런 소송 절차 중에 시작되었다.

3장 앞부분에서 TMS를 가진 사람들이 프로그램 되는 과정과 엉뚱한 시기에 증상이 나타날 수 있다는 걸 언급한 적이 있다. 이 남자는 그냥 누워서, 제5뇌신경의 기능과 전혀 상관없는 행동을 하고 있을 때 얼굴통증이 시작되었다.

다행히도 그는, 심리적으로 분노를 일으킨 몹시 불쾌한 사건이 통증의 원인이라는 진단을 순순히 받아들였다. 그러자 통증이 즉시 사라졌다.

위에서 예로 든 두 사례는 특별한 것이 아니며, 이런 질환들이 심인성이라는 결정적인 증거도 아니다. 언젠가 우리는 이러한 불가사의한 질환의 근원인 것으로 짐작되는, 제 5뇌신경과 제 7뇌신경의 국소적 산소 결핍의 원인을 밝힐 열쇠를 찾게 될 것이다.

제 5신경과는 다르게 제 7뇌신경은 순수한 운동신경으로서, 얼굴 근육(양쪽에 하나씩)을 담당한다.

이 신경이 작동하지 않으면 뚜렷한 벨 마비 증상이 나타난다. 이마의 주름이 잡히지 않고, 눈꺼풀이 닫히지 않으며, 영향을 받은 쪽의 안면과 입술이 마비된다.

나는 벨 마비에 걸린 환자를 본 적은 없으나, 심신 의학에 대한 그래미 테일러 박사의 기념비적인 저서에 그 사례가 훌륭하게 설명되어 있다. 테일러 박사의 환자 한 명이 테일러 박사가 정신치료를 중단하자 벨 마비에 걸렸다.

나는 이 환자가 버림을 받은 데 대해 무의식적으로 분노한 것이며, 다른 TMS 환자처럼 자신의 분노를 무의식적으로 억제하는 과정에서 신체적 질환이 나타났다고 믿는다. 벨 마비는 제 7뇌신경의 산소 결핍 결과인 것이 거의 확실하다(이 경우는 부록에서 좀더 다루어진다).

관례적인 진단법

골관절염과 '꽉 조여진 신경'

만일 통증이 목과 어깨 근육에 한정되어 있으면 긴장 탓으로 돌릴 수도 있다. 또한 팔이나 손에 증상이 나타나면 X선이나 CT · MRI를 통해 신체 구조적인 이상을 진단할 수 있다. 골극은 흔한 증상이며, 이로 인해 척수신경이 빠져 나오는 구멍(척추사이구멍)이 좁아질 수도 있다. 그러나 이런 구멍 중 하나는 그걸 통과하는 신경 사이에 문제가 일어나기 전에 이미 막혀버렸을 수도 있지 않겠는가. 그런데도 의사들은 신경이 '꽉 조여졌다'고 주장하며, 손이나 팔의 통증을 그 탓으로 돌린다. 허리나 다리의 통증과 마찬가지로 물리검사를 해보면, 해부학적으로 골극의 위치와 무관한 신경의 변화를 종종 발견할 수 있게 된다. 다리에서와 같이, 그런 증상들은 골극 때문이 아니라 TMS가 원인이다.

'신체 구조의 이상이 통증의 원인인 경우는 거의 없다'는 진단을 지지한 의학 논문이 하나 더 있다. *1986*년 위스콘신 의과대학의 연구진이 발표한 논문이 그것이다. 이 논문에서는 목의 퇴행적 변화(골관절염)는 흔히 있는 현상이며, 특히 나이가 들어도 아무런 통증도 느끼지 않는 경우가 대부분이라고 주장했다. 이때 골극이 형성되거나 디스크 공간이 좁아지며, 뼈가 굳어지는 골경화증 같은 증상을 수반하기도 한다.

나의 경험으로 볼 때, 통증은 신체 구조적 이상 때문이 아니라 TMS로 인한 경우가 대부분이다.

편타증

목 부위에 일어나는 또 다른 증상으로는 편타성 상해가 있다. 누구나 한 번쯤 겪어봤을 경험을 예로 들어보자.

누군가 차를 뒤에서 세게 받아 머리가 갑자기 뒤로 젖혀지는 충격을 느꼈을 경우, 몇 시간 또는 며칠이 지난 다음부터 목이 아프기 시작하는 증상이다. 통증은 한쪽 팔이나 양팔 그리고 등을 타고 허리까지 내려가 온몸으로 퍼져, 여러 주 내지 여러 달 동안 치료를 요하는 증상으로 발전하는 수도 있다. 하지만 X선에는 정상으로 나타나고, 신체 구조적 이상도 발견되지 않는다. 만일 삐었거나 접질린 것이라면 길어도 *2, 3*주만에 낫는다. 하지만 이 증상은 환자의 두뇌가 그 사소한 사건을, TMS를 시작하는 기회로 삼았기 때문에 오래 지속되는 것이다.

나는 다음과 같은 경우에 계속 반복해서 TMS라는 걸 느낀다. 신체적 부상, 차가 뒤에서 받는 사고를 당했을 때, 미끄러지거나 넘어지는 것, 심한 육체적 노동, 반복적인 작업 동작 등을 구실로 삼아 뇌는 TMS를 일으키는 것이다. 위와 같은 일들은 통증의 원인이 아니라 단지 방아쇠 구실을 하는 것이므로, 그러한 맥락에서 접근해야 한다. 우리는 수백만 년에 걸쳐 진화해온 놀랄 만한 치유 능력을 가지고 있다. 아무리 심한 경우라도 상처는 치유되게 마련이다. 그런데도 통증이 계속된다는 것은 TMS의 신호다. 우리 몸에서 가장 큰 뼈인 넙다리뼈 골절이 완치되는 데도 단 6주밖에 걸리지 않으며, 뼈가 붙은 다음에는 부러지기 전보다 오히려 더 단단해진다는 점을 생각해 보라.

1996년 5월 7일 〈뉴욕 타임스〉의학 난에, 편타증이 TMS의 일부라는 것을 강력히 지지하는 기사가 실려 관심을 가지고 읽어보았다.

'어떤 나라에서는 만성 편타증은 피해 보상을 받지 못한다(병명이 알려지지 않은 나라도 있다)' 라는 제목과 함께 실린 글이었다.

영국 의학 잡지인 〈랜싯〉에 실린 한 논문을 인용해 보자. 저자는 노르웨이에서는 편타증이 유행하지만, 리투아니아에서는 편타증이란 병명은 아직 알려지지도 않았다고 기술하고 있다. 또한 저자는 트론헤임 대학병원의 신경과 전문의이며, 연구팀의 팀장인 헤럴드 슈레이더 박사의 말을 인용했다.

'노르웨이에는 만성 편타증 환자가 폭발적으로 증가해, 4백 20만 인구 중 편타증으로 인한 만성 무력증 환자가 7만여 명이나 된다.'

슈레이더 박사는 어떤 점에서 그것은 '대중적 히스테리' 라고 말했다. 슈레이더 박사와 그의 팀은 리투아니아에 가서 그 나라에 편타증이 알려지지 않았다는 사실을 확인하기까지 했다.

이 논문은 편타증이 심인성이라는 사실을 입증하는 자료가 된다. 노르웨이 의사들은 TMS를 몰랐기 때문에, 실제로 질병은 없지만 질병을 구실로 무엇인가를 보상받고자 하는 욕구에서 발생한 증상이라고 결론지었다. 이러한 욕구를 이차성 이득이라고 한다.

하지만 상황을 혼란스럽게 만드는 것은, 환자들이 실제로 통증을 느낀다는 것이다. 그들은 돈을 뜯어내려고 일부러 속이는 것이 아니다. 그들의 증상은 TMS다. 그러나 의사나 환자 양쪽 다 그 증상을 잘 파악하지 못하고 있다. 때문에 의사들은 환자들이 거짓말을 하고 있거나 지나치게 증세를 과장하고 있다고 생각하고, 환자들은 그런 진단에 불만을 터트린다. 〈타임스〉기사에 의하면, 노르웨이에서 이차성 이득에 관한 연구 논문이 발표되자, 편타증 환자협회 회장은 그 연구를 주관한 의사를 고소하겠다고 위협까지 했다는 것이다. 전혀 뜻밖의 일은 아니다.

이 논문은 또한 '사회적 접촉전염'이 심신 질환에 작용한다는 사실도 발표했다. 사람들은 무의식적으로, 의사들이 납득할 만한 유행성 신체 질환을 선택한다는 것이다. 이것이 바로 오늘날 대부분의 서구사회에서 목과 등의 통증 증후군이 유행병처럼 번지게 된 이유다.

의사나 환자, 어느 쪽도 질환의 본질을 파악하고 있지 못한 상황이므로, 이것은 심각한 공중 위생 문제로 보아야 한다. 권위 있는 의사들이 감정이 신체적 증상들을 일으킨다는 의견을 인정하기 전까지는, 이런 문제점은 계속 미해결 상태로 남아 있게 될 것이다.

목디스크 탈출증

허리와 마찬가지로, 목에 가장 흔하게 나타나는 증상은 디스크 탈출증이다. 이탈된 디스크 물질이 목 부분에 있는 척수에 매우 가까이 있긴 하지만, 이 증상은 위험하지 않으며 온건한 방법으로(수술하지 않고) 치료될 수 있다는 증거를 여러 곳에서 찾아볼 수 있다. 이것은 대단히 반가운 소식이다. 내가 연구한 바로는, 허리와 마찬가지로 목의 탈출증도 팔에 통증이나 신경성 증세를 일으키지 않는다. 따라서 그 원인은 TMS에서 찾아야 한다.

지난 40여 년 동안, 목뼈 부분의 구조적 이상은 통증의 원인이 되지 않는다는 명백한 증거들이 많이 제시되어 왔다. 몬트리올 신경연구소의 도널드 맥레이 박사는 1956년 발표한 논문에서, 서른 살이 넘으면 누구든지 아무런 증상 없이 목에 디스크 탈출증이 생길 수 있다고 주장했다.

그로부터 19년 후, 뉴욕대학교 메디컬센터의 앨런 폭스와 그의 동료들은 아무런 증세도 보이지 않는 광범위한 이상(종양 같은)을 척추에서 발견했다고 발표했다. 이러한 발견을 통해 그들은, 통증의 원인을 골극이나 디스크 탈출증으로 돌리는 의사들에 경고를 보냈다.

더 최근에는, 조엘 살과 그의 동료들이 목뼈디스크 탈출증과 팔 통증을 가진 스물네 명의 환자를 수술 없이 성공적으로 치료했다고 발표했다. 환자 중 아무도 팔의 통증이 악화되지 않았으며, 대부분은 정상적인 신체활동을 다시 할 수 있게 되었다는 것이다. 또한 1996년에는 런던의 키스 부시와 그의 동료들이 이와 비슷한 논문을 발표했다.

나는 척추디스크와 무관하다는 것을 알았지만, 이러한 사실을 수년 동안 오직 내 책으로만 발표할 수 있었다. 허리디스크 탈출증을 보인 TMS 환자의 88퍼센트를 완치한 사례를 다룬 내 논문은, 의학 잡지 일곱 군데에서 거절을 당했던 뼈아픈 경험이 있다.

가슴우리출구 증후군

어깨나 팔에 통증이 있을 때 종종 내려지는 진단 중 하나는, 가슴우리출구 증후근이다. 팔로 들어가는 굵은 혈관이 통과하는 공간을 가슴우리출구라고 부른다. 그 공간이 거짓갈비뼈로 인해 좁아지는 경우도 있으나, 그것은 매우 드문 일이다. 거짓갈비뼈가 발견되지 않는 경우, 의사들은 어깨에 있는 근육이 혈관을 눌러 팔에 통증을 일으킨다고 추측하고 있다. 하지만 그런 작용이 일어난다는 증거는 찾아볼 수 없다.

이와 같은 증상은 TMS와 혼동되기 쉽다. 이때는 혈관 압박으로 양이 감소된 피가 수천 개의 실핏줄을 통해 근육과 신경이 퍼져 있는 부위로 흘러 들어가면서, 경미한 산소 결핍을 일으키게 되는 것이다. 만일 어깨에 이런 현상이 발생하면, 부분적인 근육통이 생긴다. 뿐만 아니라 팔과 손으로 가는 신경들이 연관되어 있기 때문에, 팔과 손에 신경성 증상들이 나타난다. 이런 증상은 가슴 우리출구 증후군과는 매우 다르다.

반복성 스트레스 손상(RSI : Repetitive Stress Injury)

허리 통증도 마찬가지지만, 오진과 잘못된 처방은 반복성 스트레스 손상을 유행하게 하는 원인이 되고 있다. 1993년에 나온 통계를 보면, 미국 전역에서 RSI 때문에 지불되는 비용은 일년에 2천만 달러이며 56퍼센트가 직업으로 인해 생긴 증상이라고 한다. RSI의 가장 두드러진 증세 중 하나인 손목굴 증후군은 1989~1994년 사이 미국에서 행해진 신체 질환 보상 소송을 467퍼센트나 증가시키는 데 지대한 공헌을 했다. 산업 분석가들은 1994년 이후에도 이런 문제가 계속 증가하고 있다는 사실을 뼈저리게 느끼고 있다.

병명이 암시하는 것처럼, 이 증상은 하루종일 컴퓨터 키보드를 친다든지 하는 등의 반복적인 일이 그 원인이다. 대부분의 경우, 근육과 신경·힘줄이 복합적으로 관련되어 목과 어깨·팔·손에 증상이 나타난다. 물론 여러 군데에서 동시에 나타날 수도 있다. 환자들은 한결같이 자신들의 업무로 인해 발생했다면서 심해진 통증과 마비, 쑤심과 약화를 호소한다.

대부분의 경우 손목굴 증후군은 1차 진단이다. 손에 발생하는 통증과 마비, 쑤심은 손목을 가로지르는 띠인 굽힘근지지띠가 정중신경을 누르기 때문인 것으로 알려져 있다. 하지만 그 분야의 한 전문가는, 이 증상은 TMS의 전형적인 형태인 경미한 혈관 이상의 일종으로 더 잘 설명될 수 있다고 주장했다.

RSI 증상을 가진 사람의 임상 기록 사례를 살펴보도록 하자.

❖ '양손에 극심한 통증이 있어요. 좀 덜할 때도 있지만 완전히 없어지지는 않아요. 정상적인 생활을 할 수가 없을 지경이죠. 2년 전에 양 팔꿈치에서 시작된 통증은 점차 손과 팔, 어깨와 목까지 번졌어요.

옷을 입고 벗거나 몸단장하기가 어려울 정도예요. 불면증도 있고, 팔을 받쳐줄 베개가 여러 개 필요할 정도랍니다. 성 관계를 갖는 건 너무 고통스러워서 별로 흥미가 없어요. 밥하고, 청소하고, 시장보고, 빨래하는 것 같은 집안 일도 거의 할 수가 없어요. 어린 아들에게 좋은 엄마 역할을 하기도 매우 힘들어요. 내 삶은 엉망진창이 되어가고 있답니다. 손이나 팔로 하는 일이 점점 힘들어지고 있어요. 왜 이렇게 되었는지 모르겠어요.'

❖ '열 명도 넘는 의사에게 진찰을 받았어요. 대부분 손목굴 증후군이라는 진단을 내리더군요. 일 년 동안 물리치료를 받고 코티존 주사까지 맞았는데도, 오히려 더 나빠지는 것 같아요. 이제 의사들은 수술을 하라고 권하고 있어요.'

❖ '며칠 만에 통증이 갑자기 심해져서 오른팔을 들 수조차 없게 되었어요. 다시는 타이핑할 수 없을 줄 알았죠. 이 병이 나은 사람을 한 명도 만날 수 없었기에 더욱 두려웠죠. 지금은 훌륭한 물리치료사 덕택에 좀 나아졌지만, 그렇다고 완전히 치료된 건 아니에요. 타이핑할 때마다 매우 조심해야 합니다.

그래서 오랜 시간 동안 팔에 얼음을 대고 살아요.'

❖ '몇 년 전부터 조금씩 이상을 느끼고 있었어요. 어느 날 밤, 손가락이 마비된 것 같고 팔이 약해진 것 같은 이상한 느낌이 생생하게 전해져 왔어요. 조금 나아지긴 했지만, 아직도 무리하지 않도록 매우 조심하고 있어요.'

TMS에 대한 지식이 없이는 이런 증상들을 설명하기가 불가능하다.

한 환자는 이런 말을 했다.

"신경외과 의사는 그것이 류머티스성이라고 하고, 류머티스 전문의는 신경성이라고 하더군요."

오랫동안 타이프라이터로 일했는데도 RSI에 걸린 적이 없는 많은 여성(그리고 일부 남성)들은 어떻게 된 거냐는 의문이 생길지도 모른다. 등이나 목에 심각한 문제가 없이, 오랫동안 힘든 육체적 노동을 해온 수백만 명의 남녀들도 마찬가지다. 하지만 사람들은 유행처럼 번지고 있는 심인성 증상에 점점 더 많이 빠져들게 될 것이다. 50년 전에는 스트레스로 인해 위장병이나 두통이 생겼다.

하지만 오늘날에는 등통이나 RSI 또는 만성 피로 증세가 많이 나타난다.

우리는 수백만 년 동안 진화를 해오면서 지구상에서 가장 우세한 종족으로 군림해 왔다. 그런데 이제 와서 우리 몸이 무능력해지고 나약해져서 몸을 움직이고, 사용하고, 반복적 행위를 할 때 조심해야 한다는 것은 말도 안 되는 얘기다. 이것은 완전히 바보 같은 얘기다. 우리는 종이 호랑이가 아니다. 우리는 강인하고 활기차며, 무엇에나 적응할 수 있고, 빨리 회복하는 능력을 갖추고 있다.

RSI가 증후군으로 알려지기 오래 전부터, RSI 증상으로 오랫동안 고통받아온 집단은 음악가들이다. TMS로 인한 목·어깨·팔·손의 통증을 가지고 있는 피아니스트나 바이올리니스트의 증세를 보고서, 반복적이고 복잡하며 극심한 고된 행위로 인해 통증이 생겼다고 여기기가 얼마나 쉽겠는가. 하지만 실상은 TMS인 것이다.

나는 허리 통증으로 맨 먼저 나를 찾아온 젊은 첼로 연주가를 선명하게 기억한다. 허리 통증을 성공적으로 없애자, 이번에는 통증이 팔과 손·어깨의 여러 곳에 나타나 연주가로서의 생명이 위태로울 지경까지 가게 되었다. 다행히도 그는 TMS의 개념을 잘 받아들여서 완전히 회복했고, *1988*년 이후 통증 없이 지내고 있다.

　허리 문제를 해결할 때와 마찬가지로, 많은 의사와 치료사들은 RSI 증상이 순전히 신체적인 요인들 때문에 일어나는 것으로 굳게 믿고, 해롭다고 생각되는 동작이나 자세를 피하라는 처방을 내리고 있다. 나는 그 첼로 연주가가 처음에 등이 아니라 팔이나 손에 통증이 나타났어도 나를 찾아 왔을지 의심스럽다. 등을 성공적으로 치료한 경험이 있었기 때문에, 그는 자신의 영리한 두뇌가 통증을 팔과 손에 나타내려고 한다는 개념을 이해할 수 있었던 것이다.

관례적인 치료 방법

　등 상부와 목·팔의 통증은 허리를 치료할 때와 마찬가지로, 스테로이드나 비스테로이드 항생제·물리요법·마사지와 기타 물리적 치료에 의존한다. 많은 사람들은 사소한 탈구인 '불완전탈구'가 일어났다는 말을 듣고도 척추지압 치료를 받는다. 나의 경험으로는 교통 사고 같은 심한 외상 외에는 척추에서 탈구가 일어나는 것은 불가능하다. 그런 치료로 차도가 있다면, 그것은 플라시보 효과임에 틀림없다. 목뼈 받침대나 목뼈 견인과 같은 처방이 내려진다. 목뼈 받침대는 목을 움직일 수 없게 지지해 주며, 목뼈 견인은 목뼈를 잡아당기게 만드는 것이다. 디스크 탈출로 인한 팔이나 손에 신경 변화가 있으면 보통 수술이 행해진다.

　TMS로 인해 증상이 나타날 때 이런 치료법들은 전혀 합당치가 않다. 증상의 원인을 신체 구조적 이상이나 검증되지 않은 염증 과정으로 단정하기 때문이다. 통증을 영구적으로 완전히 제거하느냐는 정확한 진단에 달려 있다.

5

힘줄에서 일어나는 증상

무릎 건염

몸에 있는 어떤 힘줄도 TMS의 대상이 될 수 있지만, 그 중에서도 특정한 일부 힘줄은 다른 힘줄들보다 더 자주 표적이 되곤 한다.

무릎은 특히 가장 공격당하기 쉬운 부위다. 통증은 무릎 앞이나 뒤, 어느 곳에나 나타날 수 있다. 무릎관절 주위에는 매우 많은 힘줄들이 연결되어 있기 때문이다. 그 중에서도 가장 큰 힘줄은 무릎뼈힘줄로 안에 무릎뼈가 들어 있다. 무릎뼈힘줄은 네갈래근힘줄로서, 걷거나 달릴 때 체중을 지탱해서 무릎이 굽혀지는 것을 막아준다. 통증은 일반적으로 무릎뼈 위쪽이나 아래쪽 한쪽에만 나타난다. 그 부위에는 오금힘줄을 비롯해 무릎 하부 근육에서 뻗어 나온 많은 힘줄들이 연결되어 있다. 관절 주위의 인대들은 관절을 지탱해 주는 중요한 구조물인 동시에, 통증의 목표가 되기도 한다. 이 모든 사실은 물리검사를 해

보면 쉽게 알 수 있다. 어느 부위를 손으로 눌러보면 그곳과 연결된 힘줄에 통증을 느낀다. 문제는 무릎관절이 아니고 관절 주위의 뼈에 연결되어 있는 힘줄에서 생긴다.

무릎 통증은 연골연화증으로 알려진 이상 때문에 발생하는 것으로 여겨지고 있다. 연골연화증은 무릎뼈 아래 부분이 꺼칠꺼칠해지는 현상인데, X선으로 진단이 가능하며 내 경험상 통증은 없다.

다시 한 번 우리는 의사가 TMS의 존재를 모르기 때문에 X선 이상을 통증의 원인으로 돌리는 상황을 맞게 된다.

통증은 비정상적인 무릎뼈나 또는 오랜 세월 툭하면 들먹여온 관절염 탓으로 여겨지기 쉽다. 때로는 초승달판(연골)이 조금 째진 것조차도 통증의 원인으로 등장한다. 초승달판이 째졌는지는 영상 진단을 통해 알 수 있다. 대부분의 경우 째진 것만으로는 통증이 없음에도 통증의 원인으로 진단되는데, 사실은 TMS 건염에 의해 일어난 통증이 대부분이다. 이런 환자들이 관절 수술을 받는 것은 흔한 일이다.

나는 최근에 그런 경우의 환자를 한 사람 만난 적이 있다. 관절 수술을 한 후에도 환자의 통증이 계속되자, 담당의사는 조직의 다른 층이 통증을 일으킨다는 이유로 두번째 수술을 감행했다. 하지만 통증은 없어지지 않았다. 이 환자는 등을 치료받기 위해 나를 찾아왔지만, 나는 그가 무릎에 느끼는 통증의 진정한 원인이 무엇인지를 가르쳐 주었고, 그 환자는 등과 무릎의 문제를 동시에 해결할 수 있었다.

흔히 있는 일은 아니지만, 무릎 건염에는 무릎 종창이 따라오는 경우도 있다. 내가 처음 그 사실을 깨달았을 때, 그 증상이 TMS라는 진단을 내리는 데 다소 불안한 맘이 없진 않았다. 하지만 치료가 계속 성공을 거두게 되자, 나는 아주 편안하게 그런 진단을 내릴 수 있게 되었다.

어깨 건염

어깨는 자주 TMS가 발생하는 곳이다. 이 부위의 통증은 4장에서 설명한 위팔신경얼기에 의한 것일 가능성이 많기 때문에 진단을 내리기가 까다로운 곳이다. 이 증상은 대부분 RSI(반복성 스트레스 손상)인 경우가 많다.

이 부위(어깨와 팔이 만나는 곳)의 통증 진단 내력을 보면 자못 흥미롭다. 회전근개파열에 대한 정확한 진단을 가능하게 한 MRI가 발명되기 전에는, 주로 점액낭염이나 석회침착이라는 진단이 내려졌다. 석회침착이라는 결정이 나면 종종 제거 수술이 행해지기도 했다. 하지만 오늘날에는 대부분 회전근개파열이라는 진단이 내려지고 있다.

한 환자의 다음과 같은 경험을 듣기 전까지, 나는 통증의 원인을 밝히기 위해 이 같은 진단에 도전할 생각은 꿈에도 하지 않았었다. 그 환자는 50대 여성이었는데, 몇 년 전 내게 등통을 성공적으로 치료받은 적이 있었다. 그녀는 나를 찾아와, 한쪽 어깨에 다시 통증이 시작되어 내노라하는 정형외과 의사 여럿에게 진찰을 받았다고 말했다.

그녀 말에 의하면 MRI 결과 회전근개파열이라는 진단이 내려져 수술을 받았다는 것이었다. 하지만 한 쪽 통증이 없어지자, 반대편 어깨에 같은 통증이 다시 나타나기 시작했다는 것이다. 그래서 TMS가 아닌가 의심해 나를 찾아왔다고 했다. 나는 그녀의 의견에 동의하며 검사 받을 날짜를 잡아주었다. 2, 3일 후 그 환자가 다시 찾아와서 말하기를, 나와 상담을 한 뒤 밤사이에 통증이 사라졌다는 것이었다. 어깨를 눌러보자 아직도 약한 압통은 남아 있었다.

이것은 나에게 매우 중요한 경험이었다. 물론 파열된 힘줄은 고쳐야 한다. 특히 야구 투수 같은 운동선수에게 있어서는 더욱 그렇다. 그러나 의사들이 환자보다는 X선을 더 신뢰하는 경향은 지양되어야 한다.

나는 이제 검사 결과 통증이 있는 힘줄이 발견되면, 어깨 통증을 TMS로 확신하고 거기에 맞는 처방을 내린다. 게다가 의학 논문들은 회전근개파열은 노화현상의 하나일지도 모른다는 의견을 조심스럽게 개진하고 있다. 이제까지 통증의 원인으로 오판되어 온 척추측만증과 같은 경우라고 보고 있는 것이다.

나는 MRI의 발명이 통증 증후군을 가진 사람에게는 축복이라는 말을 자주 하곤 한다. 디스크 탈출증이나 무릎의 초승달판 파열 그리고 어깨의 회전근개파열 등은 모두 MRI를 통해서만 판독이 가능하며, 이제까지 치료를 위해 행해지던 수술은 더 이상 필요가 없는 것으로 결론 내려지고 있다.

테니스 엘보

한 때 각광을 받았으나 더 심각한 무릎 질환과 회전근개파열에 밀려 빛을 잃게 된 증상이 하나 있다. TMS는 한 번에 단 한 군데에만 일어난다는 사실을 명심하도록 하자. 무릎이나 어깨에 통증이 자주 발생하면, 팔꿈치 통증은 감소한다. 그러나 팔의 다른 부위 증상과 마찬가지로, 팔꿈치 통증도 일반적으로 RSI일 가능성이 많다.

이제 대부분의 사람들이 인식하고 있듯이, 테니스 엘보는 테니스를 치지 않는 사람들한테서도 많이 찾아볼 수 있다. 테니스 엘보는 팔꿈치 뼈에 근육을 연결하는 힘줄이 과로한 탓으로 여겨진다. 보통 휴식을 취하고, 움직이지 말라는 처방이 내려진다. 가끔 스테로이드 주사를 놓는 경우도 있다. 모든 TMS 증상과 마찬가지로, 테니스 엘보도 통증이 TMS 때문이라는 사실을 받아들이기만 하면 좋은 효과를 볼 수 있다.

발의 건염

발은 TMS가 자주 발생하는 부위다. 발에 통증을 앓아본 사람은 그것이 얼마나 사람을 무기력하게 만드는지 잘 알고 있다. 발등과 발목 주위에는 많은 힘줄이 연결되어 있으며, 이 중 어느 힘줄이라도 TMS의 목표가 될 수 있다.

통증은 발등보다는 발바닥에 더 자주 일어난다. 앞쪽에 오는 통증은 중족골통이라고 부르는데, 신경종(양성 신경 종양)이 원인인 것으로 밝혀지고 있으며, 신경종 절제 수술이 흔히 행해진다. 통증이 발 밑의 움푹 들어간 곳에 생길 때는 족저근막염이라고 부른다. 또한 통증이 발꿈치에 나타나면서 X선에 골극이 발견되면, 골극이 원인인 것으로 판명되기가 쉽다. 환자들은 대부분 발의 통증을 TMS의 일부로 잘 받아들이지 않기 때문에, 치료가 더딘 경향이 있다.

평발도 가끔 발에 통증을 일으키는 원인으로 잘못 인식되는 경우도 있다.

정강이 부목

운동선수나 트레이너, 스포츠 의학 전문의들에게 익숙한 용어인 정강이 부목은 무릎에서 발까지 아랫다리 앞쪽을 따라 나타나는 통증을 일컫는다. 다른 대부분의 통증 증후군과 마찬가지로, 정강이 부목도 정확한 원인을 찾지 못하고 있다. 대개 과도한 운동이 원인인 것으로 추측되는 또 하나의 TMS 건염이다. 최근 연구에서 X선으로 정강뼈에 변화가 있음을 보여주었으나, 나는 아직도 그 통증의 원인을 TMS에 돌리고 싶다.

무릎 아래에 있는 중요한 다리뼈인 정강뼈는 피부 바로 밑에 있기 때문에, 아랫다리 앞쪽에서 쉽게 만져볼 수 있다. 길게 뻗어 내려가는 정강뼈를 따라 중요한 정강뼈 전방 근육들이 연결되어 있다. 이 근육들은 정강뼈 바로 오른쪽에서 만져지며, 걷거나 뛸 때 발 앞쪽을 들어올리는 데 매우 중요한 역할을 한다. 이 근육의 중요성에는 아무도 이의를 달지 않을 것이다(이 근육이 뻐근해지는 걸 느끼고 싶다면, 가능한 한 빨리 30분 이상 걸어 보라).

정강이 부목이 있는 사람은 이 근육을 누르면 통증을 느낀다. 정강뼈 전방 근육은 정강뼈를 따라 쭉 붙어 있다. 나는 정강이 부목이 틀림없이 TMS 건염이라고 생각한다. 근육을 심하게 움직여서 생기는 것이라면, 하루 이틀 후에 욱신거리는 통증이 사라질 것이다. 통증이 지속되거나 더 심해지는 것은, 영악한 TMS가 그 원인이라는 것을 의미한다.

오금힘줄의 꼬임

격렬한 운동을 할 때 넓적다리 뒤에 갑작스런 통증을 느끼는 것은 몸 상태를 잘 조절한 운동선수들에게도 흔히 일어나는 일이다. 갑작스럽게 발생하기 때문에 근육 부상으로 생각하기 쉽다.

프로 축구시합 중에 일어난 수많은 오금힘줄의 꼬임을 기록해 보고, 그 증상이 일어나는 상황과 비교적 회복이 빠른 것을 종합해 본 후, 나는 선수들이 TMS 건염의 급성 발작을 일으킨 것이라는 확신을 갖게 되었다.

경기 중에 오금힘줄이 꼬이는 증세가 나타났던 한 축구선수가 유난히 기억에 남아 있다. 그는 다음 시합을 위해 치료를 잘 받은 덕에 바로 다음 주에는 다시 시합에서 뛸 수 있었다. 시합이 3/4쯤 진행되었을 때 열심히 경기를 하고 있던 그는 다시 오금힘줄이 꼬여서 시합을 포기해야만 했다.

하지만 이번에는 다른 쪽 다리였다. 기자가 무슨 일이냐고 묻자, 그는 지난주에 부상당한 다리 때문에 반대쪽 다리를 무리하게 사용한 것 같다고 말했다. 그러나 그건 말도 되지 않는 얘기였다. 그는 예전과 같이 잘 뛰고 있었고 절뚝거리지도 않았다.

나는 그 선수를 유심히 지켜보았지만, 새로운 통증을 느낄 만한 아무런 부상도 당하지 않았었다.

그는 아무런 이유 없이 '절뚝거리게 된' 것이었다. 그는 소속팀의 스타로서, 모두들 그에게 큰 기대를 걸고 있었기 때문에 지나치게 긴장하게 되고 이로 인해 큰 부담을 느꼈음이 분명했다. 그러니까 그가 자주 TMS 증상을 일으키는 것은 조금도 이상한 일이 아니다.

꼬리뼈통증

흔하지 않는 건통 중에도 TMS성이 많다. 꼬리뼈통증은, 골반뼈 여러 군데와 엉치뼈와 꼬리뼈에 부착된 근육에 연결된 힘줄들이 연관되어 있다. 엉치뼈와 꼬리뼈는 허리뼈의 연장이라고 할 수 있다. 꼬리뼈는 인간이나 침팬지같이 진보된 포유류에 꼬리 흔적으로 남아 있는 게 전부다. 엉덩이 사이의 갈라진 부분(열구)에서 느껴지는 통증은 꼬리뼈보다는 엉치뼈에 연결된 근육의 힘줄에 TMS가 발생한 탓으로 추측된다. 이 부위의 통증은 허리 통증과 비슷한 증세를 보인다. 주로 앉을 때 통증이 느껴지는 걸로 알려져 있지만, 전혀 예상치 못한 상황에서 발생할 수도 있다.

매우 드물기는 하지만, 오금힘줄과 넙다리모음근처럼 골반뼈에 연결된 넙다리근육의 힘줄이 통증의 원인이 되는 경우도 있다. 대부분의 경우, 통증을 일으키는 힘줄은 손가락으로 눌렀을 때 아픔을 느낀다. 나는 성기 근처에 있는 강한 인대인 샅인대에 통증을 느끼는 환자들을 다뤄본 경험이 있다. 우리 몸의 어느 힘줄이나 인대도 TMS의 목표가 될 수 있다.

지금까지는 근육이나 신경, 힘줄을 통해 나타나는 TMS에 대해 살펴보았다. 다음에는 가장 괴로운 통증 증후군의 하나인 만성통증과, 가장 특이한 질병의 하나인 라임병에 대해 살펴보도록 하자.

6

만성통증과 라임Lyme병

만성통증

  나는 오래 전에 뉴욕대학교 메디컬센터의 재활의학 연구소에서 추진했던 만성통증 환자의 치료를 위한 프로그램에 참가한 적이 있다. 그 당시 나는 등통의 대부분이 심인성이라는 사실을 깨닫기 시작했고, 여러 의학저서들도 만성통증이 심리적 요인의 결과일지도 모른다는 학설을 발표하고 있었다. 그래서 만성통증을 치료하는 프로그램을 만든다는 것은 대단히 바람직한 일이라고 생각했다.
  따라서 우리는 전문가의 지도에 따라 물리치료사·작업요법사·간호사·심리학자·사회사업가와 전문의들로 구성된 전문분야 협력 팀을 만들고, 그 프로그램에 환자를 받아들이기 시작했다. 우리가 다루었던 환자들은 척추관절염·디스크 탈출증·섬유조직염(지금은 섬유근육통이라고 부른다) 등 갖가지 신체 구조적 이상에서 오는 통증으로 고통받고 있던 사람들이었다. 하지만 여러 치료 프로그램에도 그들의 통증은 6개월 이상 계속되었으며, 일상생활에 지장을 가져올 정도로 상태가 심했다.

통증으로 인해 그들은 일이나 정상적인 사회생활을 할 수가 없었고, 일상사에서 많은 문제들이 발생되었다. 대부분의 환자들은 많은 양의 여러 가시 약들을 복용하고 있었다.

이 치료 프로그램의 핵심사상은, 환자들이 통증을 통해 이차적인 이득을 얻으려 한다는 점을 가정한 것이었다. 말하자면 통증이 계속되면 보살핌을 받을 수 있고, 책임감이나 일에서 벗어날 수 있으며, 일이 잘되면 보험료를 받아 챙길 수도 있기 때문에 통증이 계속되길 원한다는 논리였다.

하지만 내가 보기에는 환자들 대다수는 불안해하고, 우울했으며, 잠을 잘 못 자고, 식사를 하지 못해 병자 같았다. 그들이 꾀병을 부리고 있는 게 아니라는 건 분명했다. 무의식적으로 이차적인 이득을 얻으려 한다는 주장도 제기되었다. 그러므로 만성통증은 그 자체를 질병으로 간주해야 한다는 목소리가 높았다.

이러한 진단에 따라 프로그램은 다음과 같이 개선되어 나갔다.

1. 심리학적 검사는 환자의 허락 아래 한다.
2. 팀의 각 구성원은 자신이 환자를 회복시키는 데 기여한 바가 무엇인지 평가한다.
3. 통증이 발생해도 거기에 대해 논하거나 반응을 보이지 않는다.
4. 환자들로 하여금 신체 활동이나 사회 활동을 하도록 권하거나, 또는 직업에 종사하도록 격려한다.
5. 환자의 정신적·사회적 문제들을 찾아내서 함께 치료하도록 한다.
6. 환자가 먹는 약을 '칵테일'로 만들어, 환자가 모르는 사이에 약의 양을 줄

여가도록 한다.

우리는 모두 열성을 가지고 이 프로그램에 참여했다. 그리고 많은 무기력한 환자들을 치료하기 위해 정기적으로 팀을 이뤄 일했기 때문에, 그 프로그램은 재활의학으로는 완벽했다. 하지만 오래지 않아 우리가 가정한 심리적 요인이 잘못된 게 아닌가 하는 의심이 들기 시작했다. 우리가 행한 심리 평가의 결과는 통증을 지속하기 위해 강력한 심리적 요인이 작용하는 건 사실이지만, 그렇다고 무턱대고 이차적인 이익을 좇는 것만은 아니라는 사실을 보여주고 있었다.

그 좋은 예로, 한 여성이 있었다. 그 여성은 어린 시절에 성적으로 그리고 정서적으로 너무나 심한 학대를 받아왔기 때문에, 아무 일 없이 잘 성장한 것이 놀라울 정도였다. 그녀는 통증으로 거의 몸을 쓸 수 없을 지경이었는데, 그녀를 그렇게 무기력하게 만든 극심한 분노가 무의식 속에 자리잡고 있었다.

시간이 지남에 따라 우리는 환자들의 통증이 어디서 왔으며, 왜 마음속의 분노를 드러냈을 때 통증이 사라지는가에 대해 환자와 상담을 시작했다. 그 결과 우리는 몰래 약을 줄일 필요가 없다는 결론을 내렸다. 환자들이 자진해서 약 먹는 것을 그만두었기 때문이었다. 그리고 통증에 대한 심리적 해석이 내려졌다. 만성통증은 TMS가 심하게 드러난 상태였던 것이다. 만성통증이라는 별개의 병명을 만들어 낼 필요가 없었다.

이것은 약 20년 전의 일이었지만, 시간이 지나면서 우리가 내렸던 결론에 더 확신을 갖게 되었다.

오늘날 지속적인 극심한 통증에 대한 진단과 치료는 어디까지 와 있을까?

이차적인 이득이라는 기본 사상에 입각한 프로그램으로, 만성통증을 치료하고 있는 통증센터가 미국 전역에 걸쳐 퍼져 있다. 이런 프로그램들은 전문의들과 공식적인 정신분석학과 심리학협회의 인정을 받았다. 〈정신 질환의 진단 및 통계 교범 4판〉은 통증 질환들을 신체화된 질환의 하나로 명시하고 있지만, 통증의 원인이 무의식적인 요인이라는 점은 밝히고 있지 않다.

신체화된 질환이란 단어는 모든 질병을 육체적으로 간주하는 경향을 말한다.

그러나 몇몇 개업의들은 감정이 원인일 거라는 데 더 신뢰감을 갖고 있다. 1992년 12월 12일자 〈뉴욕 타임스〉에 실린 '만성통증은 많은 사람이 앓고 있지만 아직 뚜렷한 원인을 밝히지 못하고 있다'라는 기사에서, 엘리자베스 로젠탈은 워싱턴대학의 저명한 만성통증 학자인 존 로저의 다음과 같은 말을 인용했다.

'모든 정황으로 미루어 볼 때, 대부분의 만성통증 증세는 위궤양과 같은 스트레스성 질환으로 보인다. 하지만 그 두 통증의 차이점은, 만성통증은 우리가 병세를 살펴보기 위해 튜브를 어디에 꽂아야 할 지를 모른다는 것이다.'

이 기사는 또 다른 전문가의 말도 인용했다.

'아마 그 증상은 실제로 존재하는 통증이 아니라 불안이나 우울증, 정신적 고통의 우회적 표현일지도 모른다. 우리는 신체적이나 정신적 고통에 대해 다 같이 '통증'이란 말을 쓰는데, 때로 사람들은 그 차이점을 잘 구별하지 못한다.'

이와 같은 기사는 사려 깊은 의료계 종사자들이 만성통증을 심리적 요인으로 인식하고 있다는 분명한 증거다. 하지만 이것은 단지 시작일 뿐이다. 의학은 강력한 무의식이 어떻게 신체적 반응으로 나타나는가를 알아내야 할 과제를 안고 있다. 그것을 밝히지 않는다면, 의료계는 명확한 진단을 내리지 못할 것이며 유행병은 계속될 것이다.

라임병

  이 질환은 이미 살펴보았던 증상들과 매우 다르기는 하지만, 다른 의학 형태이므로 언급할 필요가 있다. 이 경우를 보면, 우리는 여러 가지 육체적 증상들에 대한 원인 규명이 얼마나 잘못되고 있는지 그 진상을 알 수가 있다.
  라임병은 벌레에 물려서 생기는 박테리아 감염으로, 신경과 관절에 증상이 나타난다. 이로 인한 통증은 어떤 통상적인 진단으로도 설명되지 않으며, 감염되었다는 면역학적인 증거가 나타났을 때는(혈액 검사를 통해) 라임병이라는 진단이 내려진다. 박테리아와 같은 생소한 물체가 몸 속으로 들어가면 면역계는 방어 태세를 갖추면서 항체를 만드는데, 항체는 박테리아와 결합해 박테리아를 무기력하게 만든다. 특정한 박테리아에는 특정한 항체가 작용한다.
  우리 혈액 속에는 여러 종류의 다양한 박테리아가 내재되어 있다. 특정한 항체의 양은 실험실에서 측정할 수 있으며, 항체의 양을 항체가(抗體價)라고 부른다. 항체가 측정을 통해 특정한 질병에 대한 항체가 혈액 속에 있는지, 양이 얼마나 되는지를 알아낼 수 있다. 분명히 TMS 환자인데도, 혈액 속에 라임 박테리아에 대한 항체가 있다는 이유만으로 환자의 통증을 라임병 탓으로 돌리는 사례를 나는 적지 않게 보았다.
  그 중 하나는 아주 심한 TMS 환자였는데, 그는 TMS라는 진단을 받아들이지 않았다. 나중에 라임병 항체를 가진 것이 판명되자, 그는 자신을 진찰했던 신경외과 의사들을 고소했다. 라임 항체를 찾아내지 못한 의료과실의 책임을 물은 것이었다. 그의 증상은 TMS라는 게 분명했지만, TMS가 의학적으로 받아들여지지 않는 상황에서, 그 신경외과 의사들은 자신들을 방어할 방법을 찾기가 힘들었다.

7

TMS와 유사한 증상들

　감정상태가 신체적 반응으로 나타나는 건 우리가 일상생활에서 늘 경험하는 일이다. 예를 들면, 고속도로에서 구사일생으로 목숨을 건지게 되면 가슴이 철렁 내려앉는다. 많은 청중 앞에서 연설을 하려고 일어서면 입이 마르고 가슴이 두근거리게 된다. 긴박한 상황을 맞이하면 식은땀이 흐른다. 치밀어 오르는 분노를 억누르면 이 모든 반응들이 한꺼번에 나타난다.
　신체는 마음, 특히 감정에 긴밀하게 연결되어 있다. 그건 두말할 나위 없는 사실이다.
　이제부터 내가 설명하려는 질환들은 이제까지 살펴보았던 것들보다 좀더 복잡한 증상이긴 하지만, 같은 TMS로서 그 목적은 다를 바가 없다. 말하자면 모두 무의식적 분노를 표출하기 위한 장치인 것이다.
　이 질환들의 신체 증상 대부분은 TMS와 동일하다. 통증 증후군과 마찬가지로, 이런 증상들은 근본적으로 해가 없는 경우가 많다. 증상이 나타나는 부위는 다음과 같은 일곱 군데다.

1. 위장계
2. 순환계
3. 피 부
4. 면역계
5. 비뇨생식계
6. 심장계
7. 기 타

이와 같은 곳에 질환이 나타나면 주치의에게 진찰을 받아 악화를 예방해야 한다.

위장병

오랜 기간 동안 위장병(GI)은, 감정상태가 신체 질환을 일으키는 가장 흔한 본보기였다.

상부 위장병

위장 맨 꼭대기에 있는 식도는 가슴에 속하는 부위로, 이 부위의 질환은 복장뼈 바로 아래에 있는 부분에 쑤시는 것 같은 통증을 일으킨다. 통증은 식도의 끝을 쥐어짜는 것같이 아프다. 더 심각한 질환으로는, 위와 식도의 연결부가 좁아져 때로는 수술을 요하기도 한다. 이 경우에는 음식물이 위로 들어가지 않고 도로 밖으로 나오게 되는데, 이런 경우는 드물다.

그러나 위장병은 매우 흔한 증상이다. 이 중에서도 가장 환자가 많은 가슴쓰림은 위산과다로 인한 것이며, 제산제를 사용하여 완화할 수 있다. 식사 후 음식물의 일부를 토하는 증상도 비교적 많이 나타나는 증상이다. 또한 가벼운 위장 불쾌감은 위염 탓인 것으로 알려져 있다. 이런 증상들 중에는 열공 탈출증으로 알려진 증상과 관련되는 것도 있다. 누울 때 가슴쓰림과 복부 상부 불쾌감이 느껴지는 것은, 똑바로 누우면 이탈된 식도의 일부가 가슴우리로 들어가기 때문인 것으로 밝혀지고 있다. 이것은 X선을 통해 확인된 사실이다. 관례적인 치료법은, 제산제를 처방하고 침대 머리 쪽을 높게 하는 것이었다.

나는 모든 위장 상부의 증상도 TMS라고 믿고 있다. 열공 탈출증은 신체 구조적 이상이므로, 사람들은 그 요인을 심리적으로 돌리기를 꺼린다. 그러나 아무도 열공 탈출증이 만들어지는 과정을 설명하지 못했다. 열공 탈출증을 가슴쓰림이나 식도 역류와 연관짓는다는 것 자체가 TMS성임을 암시하는 것이다.

예전처럼 흔한 것은 아니지만, 위나 십이지장의 소화성 궤양은 여전히 의학이 풀어야 할 숙제로 남아 있다. 궤양을 가진 사람들이 가끔(항상 그런 것은 아니다) 나선형날문세균이라는 박테리아를 위에 잠복시키고 있다는 사실을 발견하여 큰 관심을 불러일으킨 바 있다. 최근에는 이 박테리아가 위와 십이지장 궤양의 원인인 것으로 여겨지고 있다. 하지만 궤양을 가진 사람의 위에서 이와 같은 박테리아가 발견되지 않을 때는 어떻게 설명한단 말인가?

1997년 8월 7일자 〈뉴욕 타임스〉에, 의학자들이 나선형날문세균이 수백만 년 동안 인간의 위장에 서식하는 양성체였다고 발표한 기사가 실렸다. 왜 이 무해한 박테리아가 갑자기 병을 일으키는 원인으로 둔갑했는가?

내 견해는 다르다. 궤양 환자들 중 일부의 위에 그 박테리아가 서식한다고 해서, 궤양의 원인이 되지는 않는다. 박테리아는 아직 밝혀지지 않은 궤양 발달 과정의 일부가 될 수는 있다. 하지만 나는 그 과정을 처음 일으키는 원인은 심리적인 요인이라고 확신한다.

현대 의학이 박테리아를 궤양의 원인으로 지목했다는 것은, 정신이 신체적 질환을 일으키지 않는다는 편견에 사로잡혀 있음을 증명하는 또 하나의 예다.

위장병이 스트레스로 인해 일어난 것이라는 결론이 내려지기 전에는, 암과 같은 심각한 질환은 아예 뒷전으로 제쳐두고 있었다. 이런 현상은 통증을 동반하는 모든 증상에서도 마찬가지다. 그나마 양성 위궤양이 악성 위궤양보다 훨씬 더 흔하다는 건 다행스런 일이다.

다음 사례는 위장 질환이 감정에 의한 것임을 입증하는 매우 좋은 예다. 40대 중반의 한 신사가 나의 환자였던 아내를 데리고, TMS와 유사한 증상에 대한 내 강의를 들으러 왔다. 몇 주일 후, 나는 그 신사로부터 편지 한 통을 받았다. 지난 25년간 매일 시달려 왔던 위병이 사라졌다는 내용이었다. 그 신사는 자신의 증상이 심리적 요인에 의한 것이라는 사실을 이해하고 받아들임으로써, 증상을 없앨 수 있었던 것이다.

위 통증의 또 다른 원인으로는 날문 경련을 들 수 있다. 날문이란, 음식이 위에서 작은창자로 들어가게 하거나 못하게 하는 위 출구의 조임근을 말한다. 이런 증상도 TMS성이다.

하부 위장병

설사나 잦은 배변은 오랫동안 '과민성'이거나 '과민한 위'를 가진 것으로 알려져 왔다. 불규칙한 변 · 복부 통증 · 위경련과 위산과다는 대장경련 · 대장염 · 과민성 대장증후군이라는 진단이 주로 내려졌다. 변비와 마찬가지로 이 모든 증상들도 대부분 심인성이다.

TMS에서와 같이, 위장병은 자율신경계에 의해 발생한다. 많은 증상들은 하부 위장관의 정상적인 운동이 변화된 결과다. 이 부위의 운동성이 증대되면 묽은 변을 자주 보게 되고, 운동성이 감소되면 변비가 된다. '운동성'이란 말은 고형물을 운반하는 장의 연동운동(근육 수축)을 일컫는다. 연동운동이 완전히 정지되거나 장이 경련을 일으키면, 고통스런 증상이 발생하게 된다.

이런 변형은 모두 *1*장에서 언급했던 것처럼 심리적 요인의 결과다.

순환계 질환

긴장성 두통 · 편두통 · 레이노Raynaud's 현상

긴장성 두통과 편두통은 매우 흔한 증상이며, 가끔 서로 혼동을 일으키기도 한다. 구역질과 구토를 동반한 심한 두통이 한쪽에만 일어나는 것이 편두통의 특징이지만, 심한 긴장성 두통에서도 비슷한 증상이 일어날 때가 있다. 편두통과 긴장성 두통은 비슷해 보일지 모르지만, 편두통 환자는 두통이 시작되기 직전에 일종의 시각 현상을 경험한다. 전문적인 용어로 섬광암점이라고 불리는 이 현상은, 시야 주변에 혼란스럽게 번쩍거리는 들쭉날쭉한 선이 약 *15*분 정도 지속된다.

긴장성 두통은 순환계 질환으로 분류된다. TMS가 자세근육이나 자세신경·자세힘줄의 국소 빈혈에서 비롯되는 것과 같이, 긴장성 두통도 두피 근육의 국소 빈혈에 의해 생기기 때문이다.

반면에 편두통은 뇌 구성 물질 내의 혈관 하나가 갑자기 수축함으로써 일어나는 증상이다. 매우 섬뜩하게 들리나, 두통보다 더 심각한 증상으로 발전하는 일은 드물다.

오래 전에 내가 직접 겪었던 편두통은 그 원인을 심리적 요인으로 여기게 만드는 계기가 되었다. 가족 진료를 담당하던 젊은 의사였던 나는, 가족과 일을 둘 다 잘 감당하려는 긴장감과 그 밖의 일상적 스트레스 때문에 거의 *6*년 동안이나 편두통에 시달리고 있었다. 한 동료가 자신이 읽은 의학 논문 중에, 편두통은 억압된 분노의 결과라는 내용이 있다는 얘기를 해주었다. 나는 매일 접하는 의학적인 문제점들에 심리적 요소가 매우 많다는 결론에 접근하고 있던 때라서, 그런 의견을 매우 긍정적으로 받아들였다.

그 다음부터는 편두통의 전조가 되는 '번쩍거림' 이 시작되면, 나는 가만히 앉아서 나의 억압된 분노를 생각해 보았다. 몇 년이 지나자, 그 때 당시는 깨닫지 못했지만, 내가 무엇을 억누르고 있었는지가 분명해졌다. 그러자 놀랍게도 편두통은 사라져버렸다. 지금까지 '혼란스러운 빛' 이 계속되기는 하지만, 편두통이 다시 나타난 적은 없었다. '번쩍이는 빛' 은 내가 분노를 억누르고 있다는 것을 말해 주고 있었고, 나는 그 분노의 원인을 찾아내기 위해 고심해야 할 때도 있었다. 가끔은 그 원인이 분명해지기도 했다.

나는 이 경험을 통해 매우 중요한 교훈을 얻었다. 그것은 TMS나 그와 유사한 증상에 관한 깨달음이었다. 대부분의 경우, 단지 증상의 본질이 심리적이라는 사실을 인식하기만 해도 증상이 씻은 듯이 사라졌다. 나는 내 자신이 무엇에 대해 무의식적으로 화를 내고 있는지는 몰랐지만, 내 두통은 심리적인 무엇 때문이라는 사실을 기꺼이 받아들이고 있었다. 단지 그것만으로도 편두통은 영원히 사라졌다.

그 당시에는 그 편두통 경험을 연관하지 않았지만, 내가 TMS라는 진단을 내리기 시작할 무렵에 이와 비슷한 사례를 경험한 적이 있다. 나는 환자들에게 그들이 가진 등통이 스트레스와 긴장에서 생긴 것이며, 그런 생각을 받아들이면 나아질 것이라고 말하곤 했다. 오랫동안 나는 이런 접근 방법이 통한다는 사실은 알았지만 그 이유는 몰랐다. 그 이유는 이 책의 1부와 3부에 언급되어 있다.

그렇다고 진단의 중요성이 간과되어서는 안 된다.

신체적 증상은 심리적 요인을 인정하는 과정을 통해 사라질 수 있는 것이다. 병의 진단은 마술과는 다르다. 환자의 관심을 신체적인 것에서 심리적인 것으로 옮기게 함으로써, 신체적 증상이 사라지는 것이다. 나는 개인적으로 편두통과 꽃가루 알레르기, 위장병과 피부 반응을 통해 이를 경험했다. 내 환자들이나 그 배우자들도 그와 비슷한 경험을 자주 전해 주곤 한다.

마지막으로 순환계 질환인 레이노 현상은, 사람들의 손과 발이 추위에 지나치게 예민한 반응을 보임으로써 희거나 심지어 푸르게까지 변하는 현상을 일컫는다. 이 증상은 우리 몸의 온도를 지키기 위해 팔다리로 가는 혈액을 제한하는 자율신경계의 정상 반응에 대해 심리적으로 과잉 반응해서 생긴 것이다. 또한 정신적 자극에 반응하는 자율신경계의 과잉 활동의 한 예이기도 하다.

피부질환

나는 많은 피부질환들 — 일반적으로 여드름·습진·두드러기·마른버짐 — 이 심리적 요인에 의한 게 아닌가 하는 의구심을 가지고 있다. 피부과 의사들이 들으면 펄쩍 뛸 얘기다.

하지만 피부과 연구원들에 의해 실험실에서 행해지고 있는 연구 결과는 이런 가정을 뒷받침해 주고 있다. 펜실베니아 의과대학 피부과 연구원들은, 뇌와 각종 피부질환에 일반적으로 나타나는 세포 염증 사이에 있는 잠재적 연결 고리에 대한 증거를 발견했다. 그 피부과 연구원들이 발표한 보고서의 내용은 다음과 같다.

'마른버짐이나 아토피성 피부병 같은 증세가 정신적 스트레스에 의해 악화되는 현상이 흔히 관찰되는 걸로 봐서, 이와 같은 연결 고리는 임상적으로 매우 중요하다고 할 수 있다.'

감정 상태와 특정 피부질환 사이에 직접적인 관련이 있다는 증거는 발견되지 않았지만, 이런 연구들은 언젠가는 그 관련성을 입증할 것임을 강력하게 시사하고 있다.

나의 임상 경험으로 미루어 볼 때, 이런 신체적 질환이 일어나는 데 있어서 정신적 스트레스가 반드시 외적 요인이 되는 것은 아니다. 진짜 원인은, 무의식 세계는 위험하고 위협적이므로 억압되어야 한다는 강력한 의식인 것이다. 이 책 1부에서 언급했듯이, 신체적 증상들은 억압 과정이 있어야 표출되는 것이다.

위에서 언급한 피부학 연구는, 마음과 몸이 서로 아무 상관 관계가 없는 독립된 실체라고 주장하는 틈새를 비집고, 다리를 놓기 시작했다는 점에서 큰 의의를 가지고 있다.

면역계 질환

최근 들어 의학자들은, 내분비망이나 면역계 같은 기관계가 감정 상태와 중요한 관련이 있다는 결론에 서서히 다가가고 있다. 그 중에서도 가장 고무적인 연구는 면역계에 관심을 가진 학자들에 의해 행해지는 연구다. 〈뉴잉글랜드 의학 저널〉에 실린 한 논문은 다음과 같은 사실을 주장했다.

'중추신경계가 면역계에 미치는 영향은 잘 알려져 있으며, 감정 상태가 면역 기능을 포함한 병의 진행에 영향을 줄 수 있다는 근거를 마련해 주었다. 심리적 요인들이 자가면역성 질환이나 암·감염에 영향을 미치는지는 아직까지 만족스런 수준으로 풀리지 않는 절실한 연구 대상이다.'

자가면역 질환과 암은 나중에 논의될 것이다. 이제부터는 감정이 어떻게 면역 기능에 영향을 주는지, 양성 질병들을 살펴보자.

알레르기

꽃가루나 먼지·곰팡이에 대한 알레르기 반응에 있어서, 면역계는 낯선 물체에 과잉 반응을 보여 눈가려움증·재채기·콧물·코막힘같이 흔한 증상들을 일으킨다. 천식도 비슷한 과정을 거친다.

물론 감정이 세(細) 기관지를 수축시켜 천명과 호흡곤란을 일으킴으로써 호흡기에 직접적인 영향을 줄 수도 있다.

갓난아기의 알레르기 반응은 그 원인이 알려지지 않은 다른 과정을 거친다.

과민성 알레르기의 또 다른 예는 두드러기(또는 혈관부종)다. 대부분의 경우 혹처럼 부풀어올라 가려우나, 더 심한 경우는 피부와 피부 조직이 넓게 부풀어오르는 수도 있다. 때로 두드러기는 호흡곤란과 혈관허탈을 일으키는 아나필락시스 *anaphylaxis*라고 하는 과민증으로 나타나는 수도 있다. 두드러기 또는 아나필락시스는 혈청 주사를 맞았을 때나 곤충에게 물렸을 때, 또는 음식물에 대한 거부반응으로 여겨진다. 의학 교과서에는 반응이 알레르기라고만 나와 있을 뿐 그 원인은 나와 있지 않다.

우리 몸은 낯선 물질이 들어오면 거부반응을 일으킨다. *1974*년 〈메디컬 월드 뉴스〉지의 *10*월호에는 클리블랜드의 한 방사선 전문의의 기사가 실렸다.

X선으로 신장계를 연구하기 위해 투입한 색소에 대한 알레르기 반응(구역질·구토·두드러기·때로는 생명의 위협까지 느끼는 아나필락시스)은, 알레르기라기보다는 '널리 퍼져 있는 비이성적인' 두려움이 그 원인이라는 결론을 얻었다는 것이었다. 랠리 박사는 '편안한 태도로 일상적인 대화를 하며, 조용하고 자신감 있는 접근법'으로 환자의 두려움을 가라앉혔을 때, 심한 거부반응을 보였던 환자에게도 요로 촬영 검사를 수월하게 반복할 수 있었다. 그는 자신의 이런 경험을 〈방사

선학〉지에 발표했다.

나는 개인적으로 두드러기를 통해 교훈을 얻은 바 있다. 1943년, 군에 입대한 나는 공군에 지원했다. 앨라배마대학에서 수업을 들으며 열 시간에 걸친 경비행기 교습을 받던 기간 내내, 아침에 일어나면 얼굴에 매우 큰 두드러기가 나 있었다. 검사를 해본 군의관은, 내가 여러 가지 음식에 알레르기를 가지고 있다고 말했다. 하지만 그런 음식들을 전혀 먹지 않았어도 두드러기는 계속되었다. 우리는 보직(조종사나 항공사, 또는 폭격수)을 받기 위해 텍사스의 주둔지로 이동했다. 거기서 공군에 필요한 인원이 다 찼다는 통고를 받았다. 그래서 다시 훈련받던 곳으로 되돌아왔고, 나는 의무대로 배치 받았다. 그러자 두드러기가 가라앉았다.

내 경험은 우리가 흔히 말하는 양면성의 가장 좋은 본보기다. 나의 의식은 나치와 싸우기를 원했다. 하지만 무의식은 '전투에서 비행을 한다는 게 얼마나 위험한지 알기나 해? 미쳤어?' 라는 것이었다. 그 생각이 결국 두드러기라는 생리적 반응을 일으켰던 것이다.

그럼, 내가 알레르기 반응을 일으켰던 음식은 아무 상관이 없단 말인가? 곤충에 물렸을 때 심한 알레르기 반응을 일으키는 사람도 같은 의구심이 들게 될 것이다. 벌레에 쏘이는 것이나 음식이 알레르기와 관계가 있는 건 분명하지만, 원인이 되는 것은 아니다. 단지 알레르기가 일어나는 과정의 일부일 뿐이다. 무의식적인 감정이 면역계로 하여금 음식이나 벌의 쏘임에 반응하게 만드는 것이다.

의학은 알레르기 반응과 그에 대응하는 면역계에 대한 세부적인 연구를 계속하고 있다. 그것은 매우 복잡한 구조로 되어 있다. 우리는 기계의 복잡한 생김새와, 무엇이 처음으로 그 기계를 움직이게 하는가를 혼동하지 말아야 한다. 전기는 전기모터를 돌아가게 하지만, 전기모터의 일부분은 아니다.

현대 의학은 질병의 세부사항들을 연구하지만, 무의식적인 심리과정을 원인으로 간주하기를 꺼린다. 제도권 의학이 원인이 될 만한 정신적 역할을 연구할 경우에도, 걱정이나 우울증처럼 이미 드러난 감정만 중시하는 유형화된 심리 분석표에 의존하려고 든다. 하지만 불행하게도 이미 드러난 감정이나 심리 분석표만으로는, 무의식 세계 속에서 일어나고 있는 일에 대해서는 아무것도 알아낼 수가 없다.

내가 두드러기로 고생하고 있을 때 누군가 나의 조사 기록만을 참고로 했다면, 그들은 아무것도 알아내지 못했을 것이다. 나는 혈기왕성한 젊은 청년으로 적과 싸우려는 의기로 충천해 있었다. 또 비행하는 걸 정말 좋아했으며, 불안해하거나 의기소침해 있지도 않았다. 하지만 두드러기가 생긴 원인을 정신적으로 의심해 본 정신분석학자나 심리학자라면, 내 마음속에 일어나고 있는 갈등을 금방 알아챘을 것이다. 그러나 사람들은 TMS나 그와 유사한 증상이 나타날 때, 원인이 무엇인지 밝히기 위해 정신요법사를 필요로 하지 않는다. 그들은 단지 드러난 사실만을 알고자 한다. 모든 사람들은 무의식 세계를 가지고 있다. 때로는 그 무의식적인 감정들이 문제를 일으켜 육체적 질환을 촉진하는 것이다.

감 염

심인성으로 면역계 반응을 일으키는 두번째 집단의 증상은, 우리 몸이 감염 인자에 대해 부적절하고 특이한 반응을 보인다는 것이다. 잦은 감기와 요도관 감염 · 자꾸 재발되는 단순포진 · 효모균 감염 · 전립선염 · 여드름 등, 이 모든 증상은 침략자에 대해 적절하게 대응하지 못하는 면역계가 나타내는 반응들이다.

감염은 알레르기 반응보다 훨씬 더 흔한 증상인데도, 우리는 질병을 일으키는 감염 인자를 더 중요하게 생각하는 탓에 심인성으로 인식하려고 하지 않는다. 인플루엔자나 수많은 다른 질병과 함께 감기는 바이러스에 의해 감염된다. 인후염도 바이러스 감염으로 인한 것인데, 연쇄상구균 같은 박테리아가 영향을 미치기도 하고 그렇지 않은 경우도 있다. 또한 뇌막염은 다양한 유기체들에 의해 발병하며, 폐렴의 원인은 또 다른 세균 감염이다. 따라서 우리는 세균을 피할 궁리만 하게 된다. 세균을 물리치기 위해 예방 접종을 하고, 세균을 죽일 항생제를 찾는다. 물론 이 모든 조치들은 의학적으로 바람직한 처방이긴 하다.

그러나 병을 피하려는 갖은 노력에도, 면역계 기능은 향상되지 않는다. 항생제를 쓰든 쓰지 않든 감염을 완전히 치료하지 못하는 건 물론이고, 감염되는 걸 예방하지도 못하고 있다. 면역계는 우리 몸에서 국방부와 같은 구실을 한다. 그 무기로는, 화학 물질과 감염 인자를 결합시켜 무력하게 만드는 기발한 장치와 침략자를 파괴하고 삼켜버리는 세포 등이 있다. 면역계는 참으로 감탄해마지 않을 신비로운 장치지만, 그것이 진화해 오는 데 약 5억 7천만 년이나 걸렸다는 생각을 하면 그렇게 놀랄 만한 일도 아니다.

나의 임상적 경험에 비추어 볼 때 인간의 감정은 면역계의 효율성을 높일 수도 있고, 완화하거나 낮출 수도 있다. 하지만 이런 사실은 아직 과학적으로 입증되지 않았으므로 그걸 밝혀내야 하는 것이 우리의 과제다.

엡스타인-바 증후군(E-B : Epstein-Barr Syndrome)

엡스타인-바 증후군은 피로감과 여러 가지 쑤심 증세 그리고 통증을 동반하는 아직 규명되지 않은 질환이다. 이 명칭은, 이런 증상을 가진 사람들이 엡스타인-바 바이러스에 대한 높은 항체가를 가지고 있다는 것이 발견되면서 붙여진 것이다(엡스타인-바 바이러스는 감염성 단핵세포증가증을 일으키는 원인의 하나이기 때문에, 모든 사람들은 혈액 속에 이 바이러스에 대항하는 항체를 가지고 있다). TMS 증상을 가진 우리 환자들도 대부분 높은 항체가를 가지고 있는 것으로 밝혀져, 엡스타인-바 증후군을 앓고 있다는 진단을 받은 적이 있었다.

최근 들어 엡스타인-바 항체가가 정신적인 영향을 받는다는 증거가 점차 대두되고 있다. 1994년 〈진찰과 임상심리학〉지에 발표된 논문을 보면, 억압되어 온 감정을 글로 쓰거나 말을 함으로써 표출할 기회를 가졌던 사람의 경우 엡스타인-바 바이러스에 대한 항체가가 감소했다는 주장이 제기되었다. 또 다른 연구는, 스트레스를 많이 받은 사건에 대한 감정을 글로 토로한 사람들은 감염과 싸우는 면역계의 세포 중 하나인 림프구를 더 많이 만들어 냈다고 보고했다. 이런 연구들은 면역계의 기능을 변화시키는 데 있어서, 감정이 얼마나 중요한 역할을 하는가를 분명하게 지적하고 있다.

이러한 발견은 공중 위생에 매우 중요한 사건이다. 1989~1994년 사이 5년 동안, 엡스타인-바 증후군으로 인한 신체 질환 배상 소송은 320퍼센트나 증가했다. 이 증후군은 면역계의 기능부전(항체가를 지나치게 증대하는)과 TMS의 복합적인 증상으로 생각된다. 두 증상은 이 책의 1부에서 언급한 바 있는 심리적 요인으로 일어나는 것이다.

비뇨생식기 질환

우리가 알고 있는 가장 일반적인 비뇨생식기 질환은 빈뇨, 특히 밤의 빈뇨 현상일 것이다. 정통 의학에 따르면, 야뇨증은 당뇨병과 심장병·신장병 또는 다른 특이한 질환을 암시하는 중요한 증상으로 간주되어 왔다. 따라서 야뇨증은 심각한 증세로 받아들여져, 담당의사는 환자를 면밀히 진찰하곤 한다. 물론 대부분의 경우에는 아무 증상도 발견되지 않는다. 그런 경우 심리적인 요인을 의심해 볼 만하며, 특히 TMS나 위장병 같은 다른 심인성 질병을 앓았던 병력이 있으면 더욱 가능성이 크다.

요도 하부의 잦은 감염은 면역계 설명에서 이미 언급한 바 있다. 필요하다면 항생제를 투입해야 하겠지만, 훌륭한 의사라면 심리적인 요인에도 주의를 기울일 것이다. 심리적인 요인들은 면역계의 효율성을 감소시키고, 감염 인자들이 뿌리를 내리게 허용함으로써 감염에 근본적으로 책임이 있기 때문이다.

전립선염은 주로 스트레스 때문에 발생한다. 전립선염의 증상은 오줌누고 난 뒤에도 더 누고 싶다거나, 오줌눌 때 가벼운 통증이나 따끔거리는 아픔을 느끼게 된다. 하지만 감염된 증거가 나타나지 않는 경우도 있다. 이런 경우 비뇨기과 의사들은 성욕 상실과 여러 가지 형태의 발기부전으로 인한 심리적 요인의 결과라는 사실을 알고 있다. 따라서 발기부전을 신체적 요인으로 규명하려는 연구가 실패한다는 건 당연한 일이다.

심장기전 질환

심장기전 질환 중에서 TMS성을 띠는 것은 심장박동과 리듬의 이상으로 인한 증상이다.

발작성 심이(心耳) 빈박은 갑자기 심장박동이 매우 빨라지는 특징이 있는데, 내 경험으로는 감정 상태로 인한 것으로 보인다. 심장박동이 자발적으로 정상으로 돌아가지 않으면, 의학적 조처를 취해야 한다.

이소성 박동 또는 부가 박동은 매우 일반적인 증상이지만, 내가 개인적으로 경험해 본 바로는 무의식 속에 깊이 내재된 감정의 결과로 보인다. 심장에 이상이 있을 때는 이소성 박동이나 부가 박동이 높아진다. 이런 증상은 편히 쉬고 있을 때 더 잘 일어나지만, 매우 격렬한 육체적 활동 중에 일어나는 경우도 있다.

왼심방심실판막 탈출 증상이 있는 사람에게 이소성 박동이 나타날 경우, 그 원인은 왼심방심실판막 탈출일 가능성이 많다. 왼심방심실판막 탈출과 이소성 박동이 서로 관련되는 경우는, 두 증상의 원인이 스트레스일 때뿐이다. 왼심방심실판막 탈출에 대한 것은 뒤에 가서 다루게 될 것이다.

그 밖의 질환들

저혈당증

저혈당증은 그 심리적 요인을 밝혀내기 힘든 증상 중 하나다. 여러 사례로 미루어 볼 때, 심리적 요인에 의한 것이라는 사실만 짐작이 갈 뿐이다. 나도 가끔씩 저혈당증을 경험하게 되는데, 그 원인을 알기 때문에 증상이 오래 가지는 않는다.

모든 심인성 증상들과 마찬가지로, 저혈당증도 플라시보 효과에 민감한 편이다. 따라서 식성을 바꾸는 것은 치료에는 그다지 도움이 되지 않겠지만, 저혈당증을 완화하는 데는 효과가 있을 수 있다.

어지럼증

어지럼증의 원인은 반고리판의 감염으로 알려져 있지만, 내 경험으로는 대부분의 어지럼증은 스트레스로 인한 것이다. 따라서 당연히 전문가의 진찰을 받아야 한다. 진단 결과 특별한 이상이 발견되지 않으면(대개의 경우 그렇지만), 진정한 이유는 두말할 필요도 없이 정신적인 것이다. 안타깝게도 원인이 마음에 있다는 사실을 깨닫지 못하면, 치료를 해도 증상이 완화되지 않고 지속된다.

물론 치료는 제대로 이뤄지겠지만, 은연중에 감염 인자가 원인이라는 생각을 심어줌으로써 마음은 그 질병을 지속시킨다. 내 주위에는 원인이 정신적이라는 사실을 깨닫자, 어지럼증이 즉각 사라진 환자들이 적지 않다.

귀울림

보통 '귓속이 울린다'고 표현되는 이 증상은 환자들을 매우 당황하게 만든다. 귀나 신경에 질환이 있다는 신호일 수가 있으므로, 반드시 전문가를 찾아가 철저한 검사를 받아야 한다. 특별한 원인이 발견되지 않는 경우는 TMS일 가능성이 높다. TMS 환자 중에는 과거에 귀울림 증상을 가진 적이 있으나, 등통이 시작되면서 그 증상이 사라졌다고 말하는 사람들이 많다. 귀울림 역시 TMS라는 결론을 내리지 않을 수 없다.

만성피로 증후군(CFS : Chronic Fatigue Syndrome)

이 질환은 원인을 규명할 수가 없고, 정확한 진단도 쉽지 않기 때문에 의학계를 어리둥절하게 만들고 있다. 피로감, 딱히 어디라고 꼬집어 말할 수 없는 쑤심과 통증·만성감염 그리고 이에 대한 실험적 또는 물리적 징후를 발견하지 못했다는 점들은 의학계를 좌절시키고 무력하게 만든다.

CFS 환자는 주의가 산만하고, 정서적으로 불안하며, 우울증에 시달리곤 한다. 하지만 CFS를 연구하는 학자들은 〈정신 질환 및 진단과 통계 교범 4판〉에 CFS 환자에 대한 언급이 없다는 이유만으로, 이 증상은 정신 질환이 아니라고 고집하고 있다.

비정신과와 정신과 의사 집단 모두 다 CFS가 심인성이라는 사실을 인정하지 않고 있다. 앞서 말한 바 있지만, 심인성 *psychosomatic*이란 단어는 〈정신 질환의 진단 및 통계교범 4판〉에 언급되어 있지 않다. 지지금은 거의 사라진 전환 증후군(감정이 신체적 증상으로 변형하는 과정에 대한 프로이트 학파의 정의)을 제외하고는, 의학계는 무의식이 신체적 증상을 일으킨다는 사실을 거부한다. 따라서 의사들은 CFS나 엡스타인-바 증후군 같은 질병의 원인을 규명하지 못해 전전긍긍하고 있다. CFS나 섬유근육통·근막통에 대한 연구는, 이런 질환들이 비슷한 유형이라는 것을 밝혀준다.—그들의 원인은 모두 하나같이 TMS다.

1996년 10월, 내과 의사·정신과 의사 그리고 일반 개업의 등 세 귀족집단이 합동으로 CFS의 모든 양상을 총망라한 개요를 적은 논문을 발표했다. 자신들이 임상적으로 경험한 사례와 발표된 논문 중에서 발췌한 내용, CFS의 정의와 가능성 있는 모든 원인들 그리고 환자들의 증상과 치료에 대한 진단 평가 등이 수록되었다.

이 집단은 CFS가 나타날 수 있는 가능한 질병 과정(예를 들면, 감염이나 암처럼)을 밝혀내지 못했지만, CFS를 환자들 절반 이상이 우울증·수면장애·집중력 저하·불안·의욕 감퇴·죄의식·자살 충동·식욕과 체중 변화와 같은 증상 중 한 가지 혹은 그 이상을 가지고 있음을 발견했다. 그리고 *25퍼센트* 이상이 불안과 신체화된 질환 그리고 우울증이나 불안감으로 인한 신체적 증상에 시달리고 있는 것으로 나타났다.

이 보고서는 의사들이 그런 증상들을 실제적인 것으로(가상적인 증세나 우울증으로 진단하지 말고) 받아들여야 한다고 강조했다. 가장 효과적인 치료법은 신체 활동을 서서히 늘리는 것과 인지행동요법이다. 인지행동요법이란 심리요법의 한 형태로서 그 목적은, '활동을 늘리고, 기피 행동을 극복하게 하며, 자신감과 질병 조절 능력을 키우고, 질병에 대한 이해를 새롭게 하며, 우울증이나 불안감을 극복하고, 무기력하게 만드는 원인이 되는 생각이나 가정의 근본적인 방식을 찾아내는 것이다.'

정곡을 찌르지는 못했지만 이 보고서는 나름대로 귀중한 자료다. 여기서는 CFS를 일으키는 요인과 치료에 있어서 정신적인 면을 강조하고 있다. 의사들은 이 질병의 정신적·신체적 증상은 무의식 세계의 영향을 받고 있다는 사실을 인식해야 한다.

그 증상은 통증·피로감·불안감·우울증 등이다. 치료법은 인지적이고 분석적이어야 한다. 환자들에게 불안감이나 우울증과 싸우라는 따위의 처방은 너무 막연하다. 증상이 나타나게 된 이유를 찾아내야 한다. 환자들이 증상의 원인이 된 무의식적인 감정에 직면할 수 있게 되면, CFS는 말끔히 치료될 수 있다.

경련성 발성장애(SD : Spasmodic Dysphonia)

예전에는 강직성 발성장애로 불리던 경련성 발성장애는, 성대의 경련(후두경련)이 원인이 되어 생기는 음성장애다. 오랫동안 심리적 요인으로 인해 일어나는 것으로 여겨져 왔으나, 최근의 연구가들은 다른 여러 가지 질병과 마찬가지로 대부분의 경우 뇌의 장애에서 오는 신경계의 이상으로 생각하고 있다. 하지만 아직도 심인성으로 진단이 내려지는 경우도 있으며, 원인이 분명히 밝혀지지 않는 경우도 있다(체질에 따라 병에 대한 반응도 다르다).

경련성 발성장애(SD)에는 두 가지 주된 유형이 있다. 성대가 크게 혹은 작게 닫혀 있어 목소리가 쥐어짜는 듯한 쇳소리로 변하는 벌림근 형태와, 성대가 너무 벌어져서 목소리에 기식음이 섞이거나 간헐적으로 소리가 나오지 않는 벌림근 형태다.

내가 본 몇 안 되는 경련성 발성장애 환자들은 신기하게도 모두 통증증후군을 앓고 있었다. 그래서 나는 대부분의 SD는 심인성인데도, 환자의 심리적 요인이 명백하게 드러나지 않아서 심인성으로 인정받지 못하는 게 아닐까 하고 생각했다. 하지만 중요한 감정들은 무의식 속에 억압되어 있어 쉽게 드러나지 않는 경우가 많다.

TMS나 SD와 같은 증상을 진단하면서 겪는 어려움은, 심리 측정법이 억압된 감정을 쉽사리 밝혀내지 못한다는 점이다. 너무나 괴로워서 생각하고 싶지 않은 감정들은, 깊이 억압되어 있어 불러내기가 어려운 것이다.

〈커뮤니케이션 장애 저널〉지에 발표된 한 괄목할 만한 논문은 이런 문제점에 대해 언급하고 있다. 저자는 SD를 가진 *18*명의 환자 중 *10*명이 불안감이나 우울증에 시달리고 있었으며, 그 *10*명 중 *5*명은 두 가지 증세를 다 보였다는 것이었다. 게다가 SD 환자들은 동일한 나이·성별·왼손잡이냐 오른손잡이냐에 따라 다른 비교 집단 환자들에 비해 신체적 증상을 불평하는 경우가 훨씬 많았다는 연구 결과를 발표했다.

내 처지에서 볼 때, 이 연구는 무의식 속에 억압되어 있는 감정을 끌어내지 못했기 때문에 SD 환자의 심리적인 원인을 전혀 밝혀내지 못했다. *10*명에게서 발견된 불안감이나 우울증은 근본적인 원인인 무의식 세계의 문제임을 확실히 보여주는 것이다.

지나치게 분석적인 심리학자나 정신의학자들은, 심인성 질환에 대한 자신들의 주장을 뒷받침해 줄 객관적인 자료를 제시하지 못했기 때문에 비판 대상이 되었다. 안타깝게도 대부분의 심리 측정법은, 측정 대상이 문제의 핵심을 빗겨가기 때문에 별로 효과적인 결과를 얻지 못한다. 강하게 거부하는 두려운 감정을 밖으로 드러내게 하는 기술은, 고도로 숙련된 전문가만이 할 수 있다. 그런 효과를 기대할 만한 심리 측정법을 만든다면 인류에게 큰 혜택이 될 것이 확실하지만, 그것은 불가능하다고 생각한다.

이밖에도 흔히 나타나는 증상은 아니지만 사람을 무기력하게 만드는 심리적인 신체 질환들이 많이 있다. 예를 들면 원인을 밝히지 못하는 안과 질병·입 건조 증후군·특발성 후두염 등은 모두 심인성이다. 나는 신체의 어떤 기관이나 조직도 심인성 증상이 나타나지 않는 곳은 없다고 확신한다.

  그러나 감정이 병의 원인과 밀접한 관계가 있기 때문에, 환자 스스로 자신들의 병을 만들어 내고 있다고 비난하는 식의 진단은 피해야 한다. 그런 진단은, 박테리아를 몸 속에 들어오게 만든 데 대해 죄의식을 가져야 한다는 얘기처럼 어불성설이다. 심인성 질병을 가진 사람들은 고의적으로 자신을 아프게 만든 것도 아니고, 또 아픈 척하는 것도 아니다. 우리가 당면하고 있는 문제들은 의식적인 자각이나 조절할 수 있는 한계를 넘어선, 생리적이고 정신적인 두 과정의 복합적인 상호 작용이다. 퍼스낼리티(인성)가 완성되는 과정에는 많은 유전적 요인들과 환경적 요인들이 작용을 한다. 퍼스낼리티의 발달은 지극히 복잡한 과정이어서, 우리는 이제야 겨우 이해를 위한 첫발을 내딛었을 뿐이다.

  정신적인 원인에 의해 일어난 질환들에 대해 죄의식을 느껴야 한다는 것은, 적절하지 못하고 비논리적이다. 다행스러운 것은 사람의 감정을 파악하고, 그 감정이 신체적 질환에 어떻게 작용하는가를 밝혀내는 심인성 질병의 치료법이 실제로 행해지고 있다는 사실이다. 나는 TMS와 그 유사한 증상들의 경험을 통해서 이런 원리를 파악할 수 있었다.

  〈TMS와 유사 증상들〉이라는 제목으로 이제까지 설명한 질병들은, 현대 서구사회의 질병 중 상당 부분을 차지하고 있다. 그 질환들에 대한 적절한 처방은, 많은 사람들의 고통을 덜어줄 것이고 현대 사회의 큰 부담이 되고 있는 막대한 의료비용도 줄일 수 있을 것이다.

감정이 영향을 미치는 질환들

TMS와 유사한 증상들과 감정 사이에는 직접적인 관련이 있는 게 분명하지만, 지금부터 살펴보고자 하는 질환들은 무의식 세계가 영향을 미칠 거라고 추측하고 있는 질환이다. 증세가 매우 심각하고 때로는 생명을 위협하기 때문에, 감정이 병의 중요한 원인을 차지할지도 모른다는 가능성을 입증하기 위해 많은 연구를 필요로 한다. 이러한 상황에서 그 동안 행해졌던 많은 연구들은 잘못이라고 생각한다. 그것은 감정이 발병 원인이 될 수도 있다는 가능성을 염두에 두지 않고 행해졌고, 심리적인 요인을 연구 대상에서 제외했기 때문이다.

최근 연구에서는, 이제까지 자율 기능으로 생각되어 왔던 여러 가지 기관계에 뇌가 밀접하게 관련되어 있다는 사실이 밝혀져 화제를 모았다. 그러나 연구가들은 심리적인 요인을 자가면역 질병인 암이나 감염에서 증상을 발전시키는 원인으로만 여길 뿐, 발병의 원인이라고는 생각하지 않는다.

자가면역 질환들

TMS와 유사한 증상들과는 반대로, 자가면역 질환은 영구적인 성격을 띤 기관계가 병리적으로 변하는 특징이 있다. 이 증상은 조직파괴 과정이 사람 자신의 몸 안에서 일어나기 때문에 특히 잔인하며, 그 때문에 병명에도 '자가'가 들어간다. 자가면역 질병들은 면역계의 악성 기능부전을 초래한다.

여기에 속하는 증상으로는 류머티스 관절염 · 다발성 경화증 · 당뇨병 · 그레이브스병(바세도우병) · 결절성 동맥주위염 · 홍반성 루푸스 · 중증 근무력증 · 용혈성 빈혈 · 혈소판 감소성 자반병 · 악성 빈혈 · 특발성 애디슨병(부신기능부전) · 사구체신염 · 쇼그렌 증후군 · 귈링-바레 증후군 · 불임증 등이 있으며, 그밖에도 여러 가지 증상들이 있을 수 있다. 이런 질병들에 대해서는 이 책에서 다루지 않기로 한다.

뇌가 면역계를 다루는 다양한 방법들을 증명하는 연구는 상당히 많다. 예를 들면, 면역계에 직접적이고 간접적인 영향을 주는 뇌하수체에서 분비된 여러 호르몬들은 시상하부의 통제하에 있고, 시상하부는 다시 사고와 감정을 관장하는 더 높은 뇌인 상부 시상하부의 영향을 받는다.

노먼 커즌스는 그의 저서 〈질병의 해부〉에서 대표적인 자가면역 질환인 류머티스 관절염에 대한 자신의 경험을 기술했다. 그가 자신의 증상에 간섭하면 할수록 사태는 점점 더 나빠지곤 했다는 것이다. 그는 월터 B. 캐넌이 쓴 신체의 지혜에 대한 책과, 좌절이나 억눌린 분노 같은 심리적 요인이 아드레날린을 소모함으로써, 최근 연구를 통해 밝혀진 것처럼 면역기능을 현저하게 떨어뜨릴 수 있다는 한스 셀리에의 의견을 떠올리게 했다. 커즌스는 그가 말하는 '부정적 감정'의 영향을 없애고 '긍정적인 감정'을 적용하는 방법으로 자신을 치료했다. 또한

다량의 비타민 C를 복용한 것이 회복에 도움을 주었다고 확신하고 있었으나, 플라시보 효과였을지도 모른다는 사실을 시인했다.

커즌스의 책과 〈뉴잉글랜드 의학 저널〉에 실린 그의 논문은, 그 당시의 일반 대중과 의사들에게 강한 인상을 주었다. 그 당시부터 이미 대체 요법 시술사를 찾는 움직임이 시작되고 있었다. 의학 역사를 더듬어 보면 많은 의사들이 마인드 파워(정신의 힘)의 존재를 깨닫고 있었던 것이 분명하다. 그러나 대부분의 의학계가 그가 극구 비난했던 기술적인 진단과 치료법을 계속 따르고 있었기 때문에, 그는 돌부처를 앞에 두고 열변을 토하는 격이었다. 제도권 의학은 그때까지도 대체 의학의 바람이 불고 있다는 사실을 깨닫지 못하고 있었던 것이다. 이같은 사실은 제도권 의학이 통증 증후군 같은 심인성 질병을 효과적으로 다루는 데 실패했다는 사실을 보여주었다.

심혈관 질환

고혈압

통증이 사라지고 난 후 고혈압 증상이 나타난 환자들을 몇 명 보긴 했지만, 나는 여러 가지 이유로 고혈압을 TMS성 증상에 포함하지 않았다.

첫째, 고혈압은 뚜렷한 증상이 없는 질환이기 때문이다. 특별한 경우를 제외하고는 사람들은 혈압을 잴 때까지 자신이 고혈압이라는 사실을 깨닫지 못한다. 따라서 주의를 돌린다거나 증상을 피하기 위한 어떤 방법도 적용하기가 어렵다.

둘째, 고혈압은 동맥경화증(동맥이 굳어짐)이나 심장 확대와 같은 매우 심각한 증세를 가져올 수 있으므로, TMS성 증상들 범주에 넣지 않았다.

마지막으로, 고혈압은 경우에 따라서는 유전적이라는 전문가들의 견해가 있으나 TMS성 증상들은 그렇지 않다. 어떤 고혈압은 신장병이나 크롬친화성종양으로 알려진 부신종양과 같은 특이한 질환으로 인해 나타나는 것이기 때문이다.

고혈압은 TMS성 질환은 아니지만, 경우에 따라서는 심인성일 수도 있다는 것이 증명되었다. 뉴욕병원-코넬 의과대학의 심혈관센터 의사인 사무엘 J. 만은, 억압된 감정과 이성적으로 받아들일 수 없거나 스스로 인식되지 않는 스트레스가 많은 경우에 고혈압 발달에 일차적인 역할을 한다고 결론 내렸다. 그의 발견은 대단히 괄목할 만한 것이었다. 그것은 '신체' 의학 영역에 획기적인 전환점이 되었다.

신체적 증상은 정신과 의사가 아닌 우리 영역이기 때문에, 만 박사나 나 같은 의사들은 신체적 질환의 심인성 성격을 알아야만 한다. 정신과 의사들의 영역은 심신 질환 환자의 극히 일부분에 불과하다. 하지만 그 작은 시작이 언젠가는 모든 사람에게 적용될 날이 올 것이다.

피터 슈날 박사가 이끄는 같은 병원의 또 다른 집단은, 고혈압은 직장의 '업무 긴장'과 관련이 있다는 주장을 내세우며, 증상이 나타나는 중요한 특정 요인은 통제 부족이라고 밝혔다. 통제 부족이 표출될 만한 뚜렷한 이유를 찾지 못하자, 자동적으로 억압 과정을 거쳐 무의식적인 분노로 전환되었을 것으로 간주했다.

고혈압은 TMS나 유사한 증상에 비해 심각한 상태지만, 다른 심혈관 질환이나 자가면역 질환 · 또는 암처럼 치명적인 것은 아니다. 심리적인 면을 생각할 때, TMS 환자보다 고혈압 환자들에게 신체 병리학이 더 필요하나, 심각한 질병을 가진 사람들만큼 절실한 것은 아니다. 나는 질병이 분노의 크기와 억압의 깊이에 관련되었을지도 모른다고 거듭 강조한다. 분노의 억압 정도가 크면 클수록 심각한 병에 걸릴 가능성은 그만큼 더 커질 수 있는 것이다. 물론 이런 생각이 입증된 것은 아니고, 나의 지론일 뿐이다.

동맥경화증 · 죽상경화증 · 동맥경화

이것들은 모두 동맥의 내부벽에 지방 침적물이 쌓여 혈관이 좁아지거나 막힐 가능성이 있는 증상에 대한 명칭들이다. 뇌에 이런 증상이 나타나면 뇌졸중이고, 심장에 나타나면 심근경색(심장 발작)을 포함한 여러 가지 증세들이 발생할 것이다. 우리 몸에 있는 어떤 동맥이라도 다 영향을 받을 수 있으며, 다리의 순환질환 · 신장병이나 실명 같은 갖가지 질환들을 가져온다.

동맥경화가 얼마나 빨리 진행되는가는 유전 요인 · 체질 · 음식 · 당뇨병 유무 · 운동량 · 감정 상태 등에 따라 좌우된다.

마이어 프리드만과 레이 로젠만 박사는 〈A형의 행동 양식과 당신의 심장〉이란 그들의 책에서, 심리적 요인이 관상동맥경화증에 영향을 미칠지도 모른다는 의견을 피력했다. 지금은 특정한 유형의 사람들을 A형으로 분류하는 것이 거의 보편화되어 있다.

이 책은 정력적이고, 일 벌레며, 공격적이고, 경쟁적이며, 적개심에 불타는 — A형 인성의 특징 — 성격은 관상동맥경화증에 걸리기 쉽다고 주장하고 있다. 한 걸음 더 나아간 연구에서는, 특히 적개심이 이 성격의 특성 중에서 가장 중요하다는 것을 강조했다. 적개심은 내부의 분노가 밖으로 드러난 것일 가능성이 많으므로, 분노를 중요한 요인으로 여기는 생각은 적절한 것이다. A형 인성의 특징은, TMS와 유사한 증상들에 걸리는 사람들의 특성과 비슷하다.

1990년 발표된 한 논문은, 관상동맥경화증의 발병에 미치는 감정적 요인의 중요성을 더욱 강력히 뒷받침하고 있다. 캘리포니아 의과대학의 딘 오니쉬와 그의 동료들은, 관상동맥의 동맥경화 플래크는 환자가 특별 다이어트로 구성된 프로그램을 잘 따르기만 하면, 실제로 몇 달

후에는 증세가 사라질 수 있다는 것을 보여주었다.

특별 다이어트란 스트레스를 풀 수 있는 명상·긴장완화·심상과 호흡·적절한 에어로빅 운동·프로그램을 유지하는 데 필요한 사회적 지원과 격려에 대한 집단 토론 등으로 구성되어 있다. 연구 집단은 협심증에 의한 통증이 줄어들고 관상동맥경화가 줄어드는 데 반해, 통제 집단은 동맥경화증이 점점 늘어나는 현상이 나타났다는 것이다. 내 견해로는, 심리적인 요인에 관심을 가진 것이 관상동맥경화가 줄어든 주요 원인이다.

심리적 요인이 관상동맥의 동맥경화에 주된 이유가 되었다면, 우리 몸 어디에서나 똑같은 현상이 일어날 수 있다는 결론을 끌어낼 수 있다.

왼심방심실판막 탈출증(MVP : Mitral Valve Prolapse)

이 증상은 심장판막 중 하나에 나타나는 흥미롭고 불가사의한 신체 구조적 이상이다. 왼심방심실판막 탈출증은 정상적인 심장 기능을 방해하지 않기 때문에 해가 없는 것처럼 보인다. 해마다 증세가 달라지며, 완전히 사라지는 경우도 있다.

연구 결과, 그와 같은 현상은 TMS와 유사한 증상들처럼 자율신경계가 영향을 미친 것으로 나타났다. 1987년 10월 3일 〈랜싯〉지의 무기명 사설은 교감신경계를 MVP와 연결시키는 논문을 자세히 인용하면서, 불안감을 가진 사람에게서도 이와 비슷한 기능부전이 발견되었다는 사실을 보도했다. 불안감이나 MVP가 나타나는 화학적 변화는 둘 다 무의식적인 감정 현상의 결과이며, 겉으로는 공통점이 없는 것처럼 보이지만 두 증상의 공통 분모는 억압된 분노다. 다시 한 번 말하지만, 심리상태가 화학작용을 일으키는 원인이지, 그 반대는 아니다.

또 다른 연구는, TMS의 일종인 섬유근육통을 가진 환자에게 MVP가 많이 발생한다는 사실을 시사하고 있다.

내 경험에 비추어 볼 때, MVP는 일반적으로 알려진 것처럼 불규칙적인 심장박동의 원인이 아닌 게 확실하다. 둘 다 심인성이어서 함께 나타나는 것일 뿐이다. MVP 환자는 탈출 증세가 오랫동안 지속되어도, 심장박동이 불규칙하지 않을 수 있다.

암

여러 해에 걸친 많은 연구와 실험들은, 암의 원인과 과정에 감정이 어떤 영향을 미치는지를 밝히려고 노력해 왔다. 여기에 관심이 있는 사람은 로렌스 르샨·케니스 펠리티어·칼 사이먼톤·스티븐 로크와 리디어 테모쇼크가 쓴 책들을 읽어보길 바란다. 로크 박사의 저서인 〈내부의 치유자(더글러스 콜리건과 공저)〉는 이 분야에서 오랫동안 행해져 온 연구들을 탁월한 식견을 가지고 고찰하고 있다.

일단 암이 시작되면, 그 발생과 진행되는 과정에 심리적 요인들이 영향을 미친다는 것은 충분히 증명되고 있다. 하지만 그 역할에 대해서는 아직 명확하게 밝혀지지 않고 있다.

인간이 정기적으로 세포를 증식하는 과정에서, 면역계는 바람직하지 못한 존재라는 판단이 서면 즉시 이를 파괴한다. 새로운 증식 과정에서 단지 2, 3개의 악성세포가 나타나는 발암 초기 단계에도 감정이 개입하는가? 이 질문은 암 연구가 반드시 해결해야 할 부분이다.

면역계가 그 첫 임무에서 실패하여 암세포를 파괴하지 못하면, 암세포는 복제를 계속해서 종양으로 자라나게 된다. 이 두번째 단계에도 감정이 영향을 미치는가?

〈내부의 치유자〉의 '암과 마음' 장에서 로크와 콜리건은 악성 흑색종 환자에 대한 리디어 테모 쇼크의 연구를 인용했다. 리디어와 동료들은 악성 흑색종 환자 대부분이 훌륭한 사람이 되고자 하는 욕구가 강하다는 사실을 발견했다. 이 환자들은 노여움이나 두려움·슬픔 같은 감정을 결코 드러내지 않았고, 자기 자신보다 사랑하는 사람들을 더 염려하는 성향을 가지고 있었다. 나쁜 감정은 결코 용납되지 않았다. 나는 TMS를 가진 많은 환자들도 그와 같은 인성 특징이 있다고 생각한다.

얼마나 흥미로운 사실인가. 그렇지만 왜 그들은 악성 흑색종 대신 TMS에 걸렸을까?

내 견해는, 암 환자의 훌륭해지고자 하는 겉모습 이면에는 극심한 분노가 도사리고 있다는 것이다. 그 분노는 좋은 사람이 되고 싶은(선량주의) 강박충동과 그러한 욕구의 근원으로 인한 것이다.

이 책의 1부에서 언급했듯이, 남을 기쁘게 해주려는 강박충동은 자기중심적 내적 자아를 분개시킨다. 그와 동시에 마음속에 있는 부모는 이렇게 말하고 있다.

"너는 사실은 성질이 나쁘고 화를 잘 내는 사람이야. 좀 착해져야 해."

우리는 뇌·마음이란 서로 싸우고 있는 감정과 느낌의 혼합물이라는 생각에 익숙해져야 한다. 뇌는 우리가 바라는 것처럼 그렇게 멋있고, 잘 다듬어진, 합리적인 기관이 아니다.

이밖에 다른 심리적 요인들도 암과 관련이 있다. 심리학자들은 오랫동안 암을 우울증이나 울병과 연관지어 왔다. 사람이 살면서 마음에 깊은 상처를 받으면 암의 전조가 된다는 견해다. 어떤 암 환자들은 정서적으로 억제되어 있고, 어떤 환자들은 절망감과 무력감을 느낀다. 많은 암 환자들은 부모의 사랑을 충분히 받지 못한 과거가 있다. 이러한 모든 현상들은 TMS와 유사한 증상을 가진 환자들에서도 비슷하게 나타나고 있다. 다시 한 번 말하지만, 왜 TMS 환자들은 악성인 암 대신에 양성 과정을 거치게 되었는가?

TMS 이론의 본질은 여러 가지 삶의 형태는 압력의 근원이며, 이 책의 *1*부에서 설명한 대로 이런 압력은 내적 분노를 불러일으키게 된다는 것이다. 완벽주의와 선량주의 그리고 분노의 정신 역학적 상호작용이 그 좋은 본보기다. 스트레스를 불러일으키는 삶의 사건들은 무의식 세계를 격분시키고 있다. 사랑을 충분히 받지 못하고 자랐거나, 갓난아기와 어린 시절에 받은 학대는 영구적인 분노를 간직하게 만든다.

TMS 이론에 따르면, 누적된 분노가 TMS와 유사한 증상들·자가면역 질환·심혈관 질환 또는 암으로 나타나느냐는 분노와 그 분노를 억압하는 강도나 깊이에 따라 달라질 가능성이 있다. 정신적으로 크게 의존하던 부모나 배우자의 죽음 같은 개인적인 상실로 괴로워하는 사람들은 암에 걸릴 정도로 엄청난 분노를 만들어 낼 수 있다. 여러 가지 심리적 요인들이 암에 관련되어 있는 이유는, 그것들이 모두 내적인 분노를 일으키기 때문이다. 내 견해로는 내적인 분노가 어떤 것은 미약하게 어떤 것은 악성으로 나타나긴 하지만, 여러 가지 심인성 반응의 근원이 되는 공통 분모다. 분명히 말하지만, 심인성 과정을 바꾸기 위한 정신치료를 행하려면 분노 자체가 아니라 분노의 근원에 대한 탐구가 이뤄져야 한다.

TMS를 치료하는 경험을 통해 나는 이런 주제를 이론화할 수 있는 특별한 기회를 갖게 되었다.

나는 억압된 분노의 결과로 일어난 것이 분명한 질환들을 성공적으로 치료해 왔다. 환자들에게 분노의 결과라는 사실을 알려주고, 필요한 경우에는 정신치료사와 함께 치료를 병행함으로써 성공적인 치료를 할 수 있었다.

이 책의 *3*부에서 다루겠지만, 환자의 *85~90*퍼센트는 정신치료 없이도 성공적인 치료가 가능하다. 우리 프로그램이 자가면역 질병이나 심혈관 질환·암을 가진 사람들에게도 적용될 수 있는가는 좀더 연구해볼 필요가 있다. 비록 원칙은 적용될 수 있겠지만, TMS가 아닌 심각한 질환은 치료 과정이 훨씬 힘들 것이라는 생각을 갖고 있다.

〈보그〉지에 처음 소개되었던 최근의 기적적인 암 치료 사례가 생각난다. 앨리스 엡스타인은 심각한 악성 신장암 진단을 받고 오래 살지 못할 것이라는 말을 들었다. 하지만 그녀는 그 진단을 무시하고 자신의 삶을 분석하며 정신치료를 시작했다. 그녀는 살아 남았으며, 그 경험을 책으로 펴냈다.

노먼 커즌스와 여러 의사들은 이 과정을 두고 여러 해 동안 논의를 거듭해 오고 있다.

심신 의학의 영역에는 풀어야 할 의문들과 불가사의한 일들이 많이 있다. 예를 들면, 분노가 내면 깊숙이 숨겨져 있을 때 뇌는 무엇을 기준으로 암이나 심혈관·자가면역 질환 중 하나를 선택하는가? 왜 암이고, 왜 류머티스성 관절염이며, 왜 관상동맥경화증인가를 밝히는 것보다는 각 경우에 관련된 병리생리적 과정을 알아내는 것이 더 쉬운 일일 것이다.

호모 사피엔스는 적어도 태양계에서는 최고로 진화한 생물체다. 우리 종족이 가진 최고의 영광은 의심할 바 없이 마음이다. 여전히 진화 단계를 밟고 있긴 하지만, 지금 상태로도 충분히 놀랄 만하다. 언어와 창조적 사고의 두 능력만 보더라도, 그 힘은 너무나 특별하고 복잡해서 우리는 아직 그것들이 어떻게 이루어지는지조차 알지 못하고 있다.

감정의 연구에 있어서도, 아직 많은 의학자들이 감정이 신체적 기능에 미치는 영향을 모르고 있을 정도로 초기 단계에 있다. 그러한 신체와 감정의 관계에 대해 관심을 갖게 하려는 것이 이 책의 목적이다.

3부 심인성 질환 치료

9

치료 프로그램 : 지식의 힘

    이 책에 관심을 가지고 읽고 있는 여러분은 여러 주나 여러 달 또는 여러 해에 걸쳐 통증 증후군으로 고통받아 왔을 가능성이 높다. TMS 진단에는 얼마나 오랫동안 통증에 시달려 왔는가는 중요하지 않다. 또한 어떤 신체적 사건이나 부상으로 시작된 통증이 정기적으로 재발된다는 사실도 큰 영향을 미치지 않는다.

    이것을 여러분이 내게서 받는 첫 진찰이라고 생각하라. 여러분의 통증은 한쪽 또는 양쪽 다리의 어느 부위에 마비가 오거나 욱신거리거나, 약해진 느낌이 드는 허리 통증일 수 있다. 아니면 등 중앙이나 위쪽에 이상이 있을 수도 있다. 또는 한쪽이나 양쪽 팔·손에 통증이 느껴지거나, 마비와 쑤심과 약해짐을 동반하는 목이나 어깨 통증일 수도 있다. 어깨의 관절 부위·팔꿈치·손목·손가락·엉덩이·무릎·발목·발등이나 발바닥의 한쪽 또는 양쪽에도 통증이 나타날 수 있다.

    이 모든 증상들은 TMS의 일반적인 모습이다.

통증은 낮이나 혹은 밤에 더 악화되기도 한다. 아침에 잠에서 깨어 침대에서 나오려고 할 때는 심했지만 시간이 지남에 따라 점점 나아지는 경우도 있고, 아니면 아침에 일어났을 때는 최상의 상태였지만 점점 통증이 심해져 가는 경우도 있다. 앉아 있거나 한 자리에 서 있을 때 또는 걸을 때 더 심해질 수도 있고, 그 반대일 수도 있다. 허리를 굽히거나 물건을 들어올릴 때 통증이 올 수도 있다. 이와 같은 행동이 자유롭지 못하면 직장 일은 물론이고 어떤 스포츠나 운동도 할 수 없게 된다. 아무리 쉬운 일이나 동작이라도, 육체적인 행동을 한다는 데 두려움을 느끼게 될 것이다.

아니면 통증을 억지로 참으면서, 육체적 활동이나 격렬한 스포츠에 참여할지도 모른다. 결코 통증을 느낄 때가 아니거나, 납득이 가지 않는 전혀 뜻밖의 시간에 통증을 느끼기도 한다.

이 같은 모든 현상은 TMS 환자들에게 일반적으로 나타나는 시나리오며, TMS 환자들이 정해진 시간에 각각 다른 행동이나 자세에서 통증을 느끼도록 프로그램 되어 있는 대표적인 예다.

하루 중 대부분을 여러분은 등이나 목 또는 어깨 · 신체 구조적 결함 · 척추 부분의 퇴행이나 퇴화 · 돌기나 디스크 탈출증 · 섬유근육통 · 근육이나 힘줄의 파열이나 좌상 중에서 어딘가가 이상하다는 느낌을 받고 있을 것이다. 이런 진단들은 대개 X선이나 CT 또는 MRI에 의해 뒷받침되며, 이런 검사들에 나타난 결과에 대해 듣고 나면 통증은 더욱 심해지게 된다.

여러분의 삶은 말 그대로 통증 증후군의 지배를 받고 있는 것이다. 그래서 깨어 있는 시간은 그야말로 통증 천지다. 여러 의사를 찾아다니며 갖가지 치료도 받아봤을 것이다. 하지만 증상이 잠시 나아지는가 싶으면 곧 다시 이전 상태로 돌아오는 것을 경험했을 것이다.

가족과 친구들은 당신을 가엾게 여기며, 늘 조심하라는 당부를 잊지 않을 것이다.

 이제까지 말한 것들은 모두 여러분이 내게 말해준 병력을 통해 배운 것들이다. 물리검사를 해보면, 객관적인 신경 이상 증세는 나타나지 않고 비교적 가벼운 증상들만 확인할 수 있다. 예를 들면 건반사의 상실 · 경미한 약화 현상 · 바늘로 콕 찌르는 것 같은 아픈 자극을 감지하는 능력이 떨어지는 정도다. 몇몇 사람들은 걷거나, 검사대 위에서 움직이거나 허리를 굽히는 데 극심한 제약을 느꼈지만 나머지 사람들은 매우 민첩했다. 그러나 실제로 여러분은 모두, 내가 궁둥이 측면의 특정 근육이나 허리의 잘록한 부분 · 어깨 상부를 누르게 되면 통증을 경험하게 된다. 게다가 약 80퍼센트는 양 넓적다리 측면의 긴 힘줄을 눌렀을 때 통증을 느끼게 될 것이다.

 물리검사와 병력으로 미루어 봐서 나는 여러분이 TMS 증상이라는 결론을 내리고 그 의미를 말해 준다. 나는 이전에 진단이 내려졌던 신체 구조적 이상은 통증의 원인이 아니라고 말하며, 그런 결론을 뒷받침할 증거는 우리 프로그램 중에 포함된 강의 시간에 제시해 주겠다고 말한다. 통증 · 뻣뻣함 · 화끈거림 · 압통 · 마비 · 쑤심과 약화 등은 관련된 근육 · 신경 · 힘줄에 경미한 산소 결핍으로 인한 것이며, 그 증상 자체로는 해가 없다고 설명한다. 비록 임상 의학 중 내가 아는 어떤 질병보다 통증이 심할 수는 있지만, 증상이 사라지게 되면 후유증으로 인한 손상은 전혀 없다고 말해 준다.

 그리고 다음에는 왜 뇌가 이 부위를 선택해 혈액의 흐름을 감소함으로써 고통스런 증상을 일으키는지 설명한다. 무의식 세계에 숨어 있던 분노와 강한 감정들이 의식 세계로 표출되려는 위협을 받게 되자, 그걸 막기 위해 주의를 다른 곳으로 돌리려는 의도 때문에 통증이 일어나는 것이라고 말해 준다. 이로써 대부분의 환자들은 통증의 원인이 되는 생활 속의 스트레스나 완벽주의 · 선량주의 또는 어린 시절에 받앉던 마음의 상처 같은 심리적 요인의 중요성을 깨닫게 된다. 이러한 과정을 이해하게 되면 통증이 해결(치료)될 거라는 위안을 받는 것이다. 나는 이 모든 과정이 두 차례의 강의를 통해 상세히 설명될 것이고, 그러면 좀더 분명히 이해하게 될 거라고 말한다. 진찰실에서는 모두 설명해 줄 수 없기 때문이다. 강의는 약 45분에 걸쳐 이뤄진다.

이처럼 처음 진찰 과정을 요약해 보면, 치료 프로그램이 어떻게 진행될 것인가를 알 수 있을 것이다. 우리는 어떤 경우든지 뇌의 전략을 막아내야 한다. 그 목표를 달성하기 위해서 나는 환자들에게 다음과 같이 장려한다.

- 통증의 '신체적' 요인으로 해석되는 신체 구조적 진단을 부인하라(TMS는 종류가 다른 신체 이상이다).
- 통증이 심리적 요인이라는 사실을 깨닫도록 하라.
- 심리학적 해석과 그 관련 분야들을 우리 사회의 건강한 사람을 위한 정상적인 것으로 받아들여라.

신체 구조적 진단을 거부하라!

당신이 이렇게 말할 수 있다면 통증은 멈출 것이다.

"내 등은 정상이야. 나는 이제 통증이 기본적으로 뇌가 심리적인 목적을 수행하기 위해 만들어 낸, 해가 없는 것이라는 걸 알고 있어. X선이나 CT 또는 MRI에서 발견된 구조적인 이상은 활동을 많이 하거나 나이가 들면 나타나는 정상적인 변화라는 것도 알게 되었어."

우선 이런 사실을 깨닫는 것은 뇌의 전략을 물리치는 데 필수적이다. 뇌는 당신의 관심을 육체에 쏠리게 함으로써, 무의식 세계에 있는 위협적인 감정을 자각하지 못하게 하는 것이다. 이 책의 1부에서 설명했듯이, 마음은 무의식적인 분노가 의식 세계로 표출되는 걸 두려워한다.

그렇다면 신체 구조적 이상을 무시해야 하는 이유는 무엇인가? 대부분의 경우 신체 구조적 이상은 통증을 적절히 설명하지 못한다. 통증은 가끔 구조적 이상이 없는 다른 부위에 나타나기도 하고, 침대에서 편히 쉬고 있는 시간처럼 적절치 않은 때에 나타나기도 한다. 하루 종일 트럭에 짐을 실을 때는 멀쩡하다가, 아침에 면도를 하려고 세면대에 몸을 구부리자 통증이 시작되었다는 한 남자 환자가 생각난다. 더욱 확신을 갖게 해주는 사실은, 등에 셀 수도 없이 많은 구조적 변화를 가졌던 수많은 사람들(또는 섬유근육통과 같은 진단을 받은 사람들)이, TMS에 대해 깨닫고 난 후 며칠이나 몇 주가 지나면 완전히 회복된다는 것이다. 만일 믿기 어렵다면, 한번 경험해 보면 곧 깨우칠 수 있을 것이다.

동시성의 원칙

TMS 증상들은 이미 알고 있는 신체 구조적 이상 때문에 시작되는 경우도 있다. — 예를 들면, 어떤 사람은 CT나 MRI에 탈출성 디스크가 나타난 바로 그 부위에, 등이나 다리 통증이 시작되기도 한다. 이런 경우, 그 사람이 통증에서 벗어나는 속도를 보면 탈출성 디스크가 통증의 원인이 아니라는 사실을 간접적으로 알 수 있다.

신체적인 혼란을 일으키려는 마음의 교활한 작용을 깨닫지 못하는 환자들에게 디스크 이상은 방해물일 뿐이다. 마음은 몸에서 일어나는 모든 일, 즉 디스크 탈출이 발생한 부위·무릎관절의 초승달판 파열·어깨의 회전건판 파열 등을 기억하고 있다. 지나친 상상력이라고 생각할지 모르지만 내 경험으로 볼 때, 뇌가 신체 구조적 이상이 있는 곳에 TMS 통증을 일으키는 것이 분명하다. 예전에 부상이 있는 곳에 통증을 일으킴으로써, 더 강한 인상을 주어 당신의 관심을 몸에 더욱 집중시키려는 의도다.

통증을 구조적 이상으로 돌리려는 경향에 반기를 드는 것은 어려운 일이며, 경우에 따라서는 이전의 판단이 옳을 수도 있다. 하지만 대부분의 경우는 그렇지 않다. 보통 TMS가 통증의 진정한 원인이 된다. TMS에 익숙한 의사는 그걸 잘 구별해 낼 수 있다.

다행히도 최근에 행해진 연구들은, 신체 구조적 이상은 광범위하게 나타나며 통증의 원인이 되는 경우는 드물다는 것을 환자들이 쉽게 받아들이도록 해준다. 가장 인상적인 연구는 1994년 7월 〈뉴잉글랜드 의학 저널〉에 실린 논문이다.

캘리포니아 뉴포트 비치의 호그 기념 병원과 클리블랜드 클리닉은 등통을 앓은 적이 없는 남녀 98명 중 64명의 MRI에서 허리디스크가 붓고 돌출한 것을 발견했다고 보고했다. 이것은 신체 구조적 이상이 등통을 일으키지 않는다는 것을 밝히는 최근 몇 년간의 많은 연구 중 하나다. 그런데도 대부분의 의사들과 진료사들은 등통을 계속 신체 구조적 이상 탓으로 돌리고 있다.

통증이 심인성이라는 걸 깨닫자!

뇌는 필사적으로 우리의 관심을 무의식 세계의 분노로부터 다른 데로 돌리려고 한다. 이것은 마음의 자동적인 반응으로서, 논리나 이성에 바탕을 둔 것은 아니다. 그러므로 우리는 그 과정에 이성을 개입해야 한다. 이것이 가장 핵심적인 개념이다. 의식적인 사고 과정을 통해서 무의식적이고 자동적인 반응에 영향을 미칠 수 있다. 그것이 더 이상 하나의 이론이 아니다. 왜냐하면 나는 수천 명의 환자들이 그렇게 적용하는 것을 보아왔기 때문이다.

억압된 분노의 여러 가지 요인은 이 책의 *1*부에서 논의된 바 있다. 그것들을 여기에서 다시 한 번 검토해 보자. 여러분은 통증이 '어디에서 왔는지' 그리고 '얼마나 심한지' 보다도, 분노 그 자체에 대해 생각해야 한다.

무의식의 영역은 의식 세계와는 다르게 비논리적이고 비이성적이다. 무의식은 자동적으로 그리고 때로는 매우 특이한 방식으로 행동한다. TMS가 그 좋은 예다.

'억압된 분노로부터 관심을 돌리기 위해 통증을 만들어 낸다는 것이 이치에 맞는 말인가? 통증을 견디느니 차라리 분노를 해결하는 편이 낫지 않은가' 라는 의문을 제기할지도 모르겠다.

물론 타당한 의문이다. 그러나 진화론적인 견지에서 인간의 감정 체계가 진화를 거쳐 현재의 상태로 갖추어진 과정을 살펴보면, 그것이 어떻게 반응할지를 알 수 있다. 그것은 언제나 합리적인 것만은 아니다. 그러나 뇌는 끊임없이 진화하고 있기 때문에, 앞으로 수백 년 또는 수천 년 후에는 무의식 세계가 좀더 합리적으로 변할 수도 있다. 하지만 당장 TMS와 유사한 증상들이 어떻게 일어나는지 알기 위해서는, 무의식 세계가 의식 세계와 얼마나 다른지를 깨달아야 한다. 무의식 세계는 분노를 두려워하는 것이 분명하며, 그에 합당한 반응을 보인다.

심리적인 것을 받아들여라!

우리는 자신에게 이렇게 말할 수 있어야 한다.

"이렇게 해도 괜찮아. 애들처럼 막무가내로 마구 화를 내면 어때. 그게 인간 본성이고 다 그런 거지 뭐."

지금까지 나는 치료의 *3*대 원칙을 말했다. 신체적인 증상을 부인하라. 심리적인 대안을 인정하고 받아들여라. 그러면 이것들을 달성하는

데 있어 날마다 해야 할 일들은 무엇인가?

다음은 몇 가지 전략의 예다.

심리적인 요인을 생각하라!

나는 환자들에게 통증을 느낄 때마다 억압된 분노와 분노의 원인을 생각해야 한다고 말한다. 이것은 뇌의 의도와는 정반대로 움직이는 행위다. 이런 노력은 뇌의 전략을 무력화하는 반격이다. 통증은 당신의 주의를 다른 데로 돌리려는 목적으로 생기는 것이다. 그런 목적을 부인하기 위해서는 불쾌하고 위협적인 생각과 감정에 초점을 맞추는 것이 필요하다.

통증이 심할 때는 감정에 집중하기가 어렵다. 하지만 당신은 그 과정을 의식적인 의지가 무의식에 대항하는 투쟁으로 여겨야 한다.

뇌와 이야기를 나눠라!

어리석게 들릴지 모르지만 이것은 매우 효과적인 방법이다. 의식적인 마음이 무의식에 말을 거는 것이다. 설득력 있게 할수록 효과가 크다. 성공적으로 치유된 환자들의 말을 빌리면, 발작의 전조인 쑤시는 듯한 통증이 시작될 때 자신에게 말을 하거나 고함을 지르면 통증이 사라졌다.

마음에게 말을 걸어 보라. 그러면 마음이 무슨 일을 하고 있으며, 신체적 통증은 해가 없고 단지 억압된 분노로부터 주의를 돌리려는 것이라는 걸 알게 된다. 그리고 앞으로 통증에 관심을 돌리거나 협박받지 않겠다고 선언해 보라. 지금 통증이 오는 조직에 혈액의 흐름을 증가하라는 명령도 할 수 있다. 이렇게 하는 것은 뇌가 어떻게 신체의 나머지 부분과 의사 소통을 하는지 보여주는 현대 의학의 연구에 비추어 볼 때, 대단히 합리적인 방법이다.

목록을 작성하라!

살면서 느껴온 모든 억압들의 목록을 작성해 보라. 그것들은 모두 내적 분노에 영향을 미친 요소들이기 때문이다. 성실한 완벽주의자나 선량주의자들이 스스로 부과한 전형적인 압력도 있고, 일상적인 삶의 압력이나 결혼 또는 아이를 돌보는 일 같은 행복한 일이 주는 압력도 있을 것이다.

행복한 일도 큰 압력을 줄 수 있다. 또한 어린 시절에 겪었던 화나는 일도 적어야 한다.

환자들은 이렇게 목록을 만드는 것이 매우 도움이 된다는 걸 깨달았다. 자기가 쓴 목록이 너무 길어 충격을 받았다고 말한 남자 환자도 있었다. 환자들은 가끔 이런 질문을 한다.

"살면서 겪었던 괴로운 일과 문제들에 주의를 집중하는 건 사태를 더 나쁘게 만들지 않을까요?"

역설적이지만 그렇지 않다. TMS나 가슴쓰림·편두통·불안감과 우울증 같은 증상은 삶의 괴로움이나 문제점이 주는 영향을 깨닫지 못하고 있기 때문에 발생한다. 의식적으로 억압의 근원을 알고 대처함으로써, 당신은 그것들이 무의식에 작용하는 잠재적인 부정적 영향을 줄일 수 있다.

매일 반성 또는 명상하는 시간을 갖자!

하루종일 일 때문에 정신없이 바쁜 사람들에게 이런 시간은 꼭 필요하다. TMS나 유사한 증상의 치료는, 그 증상에서 벗어날 수 있는 방법을 생각하는 것이다. 생각은 조용하게 혼자 있을 때 가장 잘된다. 그러므로 더 나아지기 위해서는 무엇을 해야 하는지에 대해 조용히 앉아서 명상하는 시간을 매일 만들어야 한다.

육체적 활동과 두려움의 요인

우리는 TMS나 유사한 증상들의 목적이, 몸에 관심을 집중시키기 위한 것임을 알았다. 통증이 사라졌는데도 여전히 육체적 활동을 겁내거나, 통증의 재발이나 부상·척추 요소의 점진적 퇴화를 두려워하고 있으면 아직 싸움에서 이긴 것이 아니다. 이러한 두려움을 극복하지 못하면 통증은 다시 찾아올 것이다. 그러므로 환자들은 통증이 사라졌거나 거의 사라지려고 할 때 그리고 TMS란 진단을 신뢰하고 있을 때, 정상적이고 제한 없는 육체적 활동을 시작해야 한다. 대부분의 환자들은 활동의 제약에서 벗어나는 데 여러 달이 걸린다고 호소한다. 등이 약하다는 잘못된 생각에 젖어 오랫동안 살아왔기 때문에, 그것은 이해하기 어려운 일이 아니다.

'이것도 하지 말고 저것도 하지 말라', '그건 이런 식으로 하라'는 말을 우리는 자주 듣는다. '조심하십시오, 잘못하면 다칠 수도 있습니다. 등뼈가 어긋나 있습니다. 디스크가 퇴화되어 척추 뼈끼리 서로 닿은 상태입니다. 한쪽 다리가 다른 쪽 다리보다 짧군요. 사람은 원래 서서 걷게 만들어진 게 아닙니다. 평발이군요. 자유형이나 평영을 피하십시오. 등을 구부리지 마십시오. 절대로 엎드려 자지 마세요. 허리를 굽히거나 펼 때는 항상 무릎을 같이 구부려 주세요. 윗몸 일으키기 운동을 하거나 뼈를 우두둑거리지 마십시오.' 우리는 이 같은 말을 수도 없이 듣게 된다.

어설픈 의학적 조언인 이런 충고와 금지의 말은 우리의 관심을 몸에 집중시킨다. 이것은 바로 뇌가 의도하는 바다. 두려움 없이 완전한 신체 활동을 재개하는 일은 더디고 평탄하지 않을지도 모른다. 너무 빨리 운동을 시작한 탓에 통증을 좀 느끼더라도 걱정할 필요는 없다. TMS는 미약한 초기 단계이기 때문에 당신을 다치게 만들 수는 없다.

운동을 할 때 지속되는 통증은, 뇌가 프로그램을 바꾸는 과정에 있다는 것을 의미한다. 때를 기다려야 한다. 노력하고 또 노력하라. 그리고 마침내 이길 것이라는 확신을 가지고 마음을 편히 먹도록 하라. 이것은 수천 명의 환자들에 의해 입증된 과정이다.

한편으로는 너무 일찍 육체적 프로그램을 시작하지 말라. 그것은 육체적으로 해가 될까봐서가 아니라, 뇌가 아직 TMS 양식으로 프로그램 되어 있을지 모르기 때문이다.

나는 TMS 진단을 받아들여 통증이 사라진 다음 자신감이 커지고, 뇌가 다시 프로그램 되기까지 약 2, 3주 동안 기다릴 것을 권한다.

진통제를 먹지 말고 미리 예방하자!

치료의 목표는 무의식적인 마음의 반응을 감정적인 상태로 느끼도록 바꾸는 것이다. 이것이 달성되면 통증은 멎는다. 치료 과정은 시간이 걸리기 때문에, 그 과정은 예방 의학의 한 수련기간으로 보아야 한다. 어떤 의미에서 우리는 내일의 통증과 지금부터 일어날지 모르는 통증을 멈추게 하는 것이다. 이것은 통증 자체를 치료하려는 전통적인 개념과 다르다. 단순히 통증만을 다루는 것은, 열을 발생한 원인인 감염 요소를 치료하지 않고 열만 치료하는 것과 유사하다.

우리는 통증의 원인을 제거하기 위해 노력한다. 내가 TMS 치료에 있어 지식을 페니실린이라고 하는 이유도 그 때문이다. 그러나 항생제와는 달리 과정을 변화시키기 위해 지식을 이용하는 데는 시간이 걸린다. 당신은 참을성이 있어야 한다. — 그리고 끝까지 버텨야 한다. 대개의 경우 두려움을 물리치는 데는 시간이 좀더 필요하겠지만, 통증이 멎는 데는 2, 3주밖에 걸리지 않는다.

뇌의 전략이 작용하는 방법

왜 신체적인 증상을 거부하고 심리적인 요인을 인정하면 통증이 멎게 되는가?

통증의 목적은 당신의 주의를 정서적인 것에서 돌려, 신체에 계속 초점을 맞추게 하려는 것임을 기억하라. 본질적으로 그것은 의식적인 관심을 끌려는 싸움인 것이다.

1장에서 예로 들었던, 헬렌에게 일어난 일을 떠올려 보라. 억압의 과정과 통증으로 주의를 돌리려는 계략이 모두 실패하자, 그녀의 강력한 감정은 의식으로 폭발해 나왔다. 헬렌은 이제 의식으로 온 감정에 주의를 기울였다. 통증을 느낄 필요가 없다는 생각이 확실해지자 통증은 즉시 사라졌다.

우리는 헬렌과 같은 경험이 모든 사람에게 적용되지 않기 때문에 차선책을 택한다. 즉 무의식적인 분노에 초점을 맞추게 하고, 그것을 상상하고 마음속에 그리며, 분노의 원인이 된 모든 억압을 생각하게 한다.

내면의 성찰은 중요한 치료 수단이다. 대부분의 환자에 있어서 내면의 성찰은 통증을 사라지게 하고, 재발하는 걸 막아준다. 대부분 사람들에게는 분노에 대해 이런 방식으로 생각하는 것만으로도 그것을 경험한 것만큼의 효과가 있다.

나는 나의 명석한 두뇌 덕분에 이 방법을 고안해 냈다고 말할 수 있었으면 좋겠다. 그런데 사실은 우연히 발견한 것이다. TMS 통증이 심리적으로 발생했다는 구체적인 사실을 깨닫기 훨씬 전부터, 몇몇 환자들은 단지 통증이 신체 구조적인 이유보다는 심리적인 요인에 의한 것이라는 말만 듣고도 병세가 호전되는 것을 보았다. 이러한 통증의 진정한 역할을 깨닫기 전에는, 오랜 세월에 걸쳐 그 수수께끼를 풀기 위해 고심해 왔다.

아는 것이 곧 치료다!

어떤 사람들은 단지 관심을 육체적인 것에서 심리적인 것으로 돌리기만 해도 목적을 달성할 수 있다. 다른 사람들은 어떻게 그 전략이 성공하는지 더 많은 정보를 필요로 하고, 또 다른 사람들은 정신치료가 필요한 경우도 있다. 그러나 모든 경우에 있어서 지식은 '치료'에 필수적이다. 왜냐하면 육체적으로 그리고 심리적으로 무슨 일이 일어나고 있는지를 파악함으로써, 뇌의 전략을 좌절시킬 수 있기 때문이다(TMS가 질병이 아닌 것을 독자에게 상기시키려고 치료란 말에 작은따옴표를 사용한다. 환자는 증상이 나아지고 통증을 없앨 수 있다. ― 하지만 실제로는 '치료'가 아닌 것이다).

관심의 초점을 신체에서 정신으로 바꿈으로써, 우리는 통증을 무기력하게 만들 수 있다. 그리고 통증의 목적을 좌절시키고, 통증이 숨기려고 애쓰는 것을 드러나게 한다. 극히 드문 경우이긴 하지만, 통증이 멎기 전에 분노나 깊은 슬픔과 같은 감정을 실제로 경험하는 사람들도 있다. 하지만 그런 효과를 거두기 위해서는 언제나 적절하게 훈련된 정신치료사의 도움이 필요하다.

어머니에 대한 분노를 평생 품고 살았던 50대 남자가 있었다. 자신도 그걸 잘 알고 있었다. 그러나 그의 통증은 심리학자의 치료를 거쳐 억압된 분노를 체험할 때까지도 지속되었다.

책을 통한 치료

지식이 결정적 역할을 한다는 증거로, 많은 사람들은 TMS에 대한 나의 책 특히 최근에 발간된 〈등통 치료법〉을 읽음으로써 통증을 물리치는 데 성공했다고 말한다. *1991년 11월 14일, 제임스 캠포벨로라는 사*

람이 보낸 다음 편지도 그런 경험을 전해온 것이다. 다음 글은 그의 허락을 받고 실은 것이다.

저는 선생님이 제게 해주신 일에 대해 깊은 감사의 마음을 가지고 이 편지를 씁니다. 더 자세히 말하자면 선생님의 책 〈등통 치료법〉이 불구의 삶으로부터 저를 구해 주었습니다.

저는 마흔세 살로, 등에 문제가 생기기 전까지는 한 번도 심하게 앓거나 다친 적이 없었습니다. 그런데 1989년부터 점차 등에 문제가 생기기 시작했습니다. 허리가 약간 뻣뻣해지는 것 같더니, 1주일쯤 지나자 경련이 계속되며 사람을 무기력하게 만드는 심각한 통증에 시달리게 되었습니다.

무려 2년 동안이나 저는 거의 끊임없는 등통으로 고통을 받고 있었습니다. 증세가 약해질 때도 있고, 심할 때도 있었지만 완전히 사라진 적은 없었습니다. 그 끔찍한 구체적 상황을 다 말씀드릴 수는 없지만, 정말 비참한 기분이었습니다. 저는 30분 이상 앉아 있을 수 없었고, 허리를 구부리지도 못했으며, 물건을 들어올리거나, 자전거를 2분 이상 탄다는 것이 불가능했습니다. 그래서 제가 즐기던 모든 활동도 거의 포기해야 했습니다. 선 채로 잠시 일을 하고는 책상에 누워 자주 쉬어야 했고, 여가시간을 대부분 거실 바닥에 누워 보내곤 했습니다.

저는 온갖 의사(사이비 의사를 포함해서)를 다 찾아다녔지만 소용이 없었습니다. 저는 이 지역 최고의 등 전문가를 포함해 다섯 명의 의사들에게 진찰을 받았습니다. 그리고 다섯 명의 치료사들을 통해 세 종류의 치료 프로그램을 거쳤습니다. 요가도 해보았고, 침술이나 지압요법도 받아 보았습니다. 그러나 어떤 방법도 효험이 없었습니다. 조금 낫는가 싶다가도 곧 다시 원래 상태로 돌아가곤 했습니다.

하지만 기적 같은 일이 일어났습니다. 선생님의 책을 읽고(여러 번 반복해서), 그 방법대로 따라한 지 약 두 달이 지나자, 불구였던 제 등이 정상으로 돌아오게 된 것입니다. 저는 이제 예전에 하던 모든 일을 할 수 있게 되었습니다. 앉는 데 아무 불편이 없고, 자전거를 탈 수 있게 되었으며, 여러 시간 운전도 할 수 있고, 스포츠를 즐기며, 아무 문제없이 허리를 구부리고 펴고 할 수 있습니다. 영원히 불가능할 거라고 단념하고 있었던 일들이지요. 지금은 6개월이 지났는데도 아무 이상 없이 건강합니다.

솔직히 말해서, 처음 선생님 책을 접했을 때는 회의적이었습니다. 선생님 이론에 믿음이 가지 않았기 때문에 끝까지 읽지도 않았습니다. 하지만 그 책에서 말하는 인성이 저와 매우 비슷했습니다. 그래서 다시 책을 끝까지 읽었습니다(하지만 여전히 회의적인 마음이었습니다).

*1*주일 후 이 책을 처음 발견하고 추천해 준 여자친구가 다시 책을 읽더니, 제게 두번째로 읽어보라고 재촉했습니다. 실제로 그녀는 이런 말까지 했습니다.

"그 책에서 쪽마다 자신을 발견하지 못하면 당신은 제정신이 아니거나 장님이거나 둘 중 하나예요. 다시 한 번 읽어봐요."

혹시나 하는 기대를 가지고 그리고 기본적인 개념이 나와 맞아떨어진다는 걸 알고 있었기 때문에, 나는 그녀의 말에 따랐습니다.

저는 조금씩 그러나 꾸준히 나아지기 시작했습니다. 그 즈음에 선생님의 집단 강의 치료를 받고 싶어서 전화로 예약을 했습니다. 약속 날짜가 한 달 후여서 저는 그 동안 책을 네 번이나 다시 읽으면서 선생님의 방법을 계속 적용해 갔습니다. 그러자 증세는 점점 호전되어 갔습니다. 약속한 날이 다가왔을 때, 저는 굳이 진찰을 받을 필요가 없다는 것을 알았습니다. 6주가 지나자, 저는 어느 정도 건강을 되찾게 되었습니다. 그 동안 저는 물리치료와 지압요법사를 찾는 일·투약·스트레칭과 등 운동 같은 모든 치료를 멈추었습니다. 그리고 나서 등에 무리가 가지 않게 특정한 동작을 하지 않았습니다(또는 피했습니다). 약 *8*개월 정도 지나자 상태가 매우 좋아진 걸 느낄 수 있었습니다.

제 자신이 직접 그 과정을 겪지 않았다면 믿지 않았을 것입니다. 제 증상은 등의 신체 구조적 결함으로 보였습니다. 저는 뼈와 디스크에 여러 가지 문제가 있다는 진단을 받았습니다. 그래서 디스크 제거와 골 융합 수술을 하려는 시점에 있었습니다(수술을 하지 않게 해주신 것에 얼마나 감사한지요!).

캠포벨로 씨는 그 편지를 보낸 다음부터 나와 편지 왕래를 계속하고 있으며, 이제는 통증이나 육체적 제약에서 자유로워졌다.

최근 그는 한 친구를 위해 고안해 낸 치료법을 보내왔다. 나는 그 치료법에 'TMS 극복을 위한 짐 캠포벨로 치료 프로그램'이라는 제목을 붙였다.

먼저, 당신은 사노 박사의 치료법을 시도해 볼 것인가를 신중하게 결정해야 한다. 그 방법은 열심히 노력하는 사람만 효과를 볼 수 있다. 그 방법이 효과가 있을 거라고 믿든지, 아니면 믿지는 않더라도 각오를 단단히 하고 매우 열심히 노력해야 할 것이다.

처음 그 책을 읽었을 때 나는 믿음이 가지 않았다. 나는 매우 회의적인 성격을 가지고 있었으므로, 어떤 종류의 정신적 힘도 믿지 않았으며 기적 같은 건 생각조차 하지 않았다. 하지만 그 당시 나는 절망감에 빠져 있었다. 늘 통증을 달고 살았기 때문이었다.

나는 선 채로 꼭 필요한 최소한의 일만 하고, 나머지 시간은 집에서 바닥에 깔린 매트에 누워지내는 나날을 보내고 있었다. 그래서 별로 기대를 하진 않았지만, 아내의 권유로 그 방법을 시도해 보게 되었다. 여러분도 한번 시도해 보길 권한다.

우선 당신은 그 책에 온 정성을 쏟아야 한다. 비용은 들지 않지만 적어도 한 달간은 매일 얼마간의 시간을 내서 꾸준히 노력해야 한다. 한번 시도해 보라.
─손해볼 건 없지 않은가?

그 방법의 실천에는 어떤 정해진 순서가 있는 건 아니다. 다음은 내가 효과를 본 방법이다. 당신도 해보길 권한다.

1. 매일 책을 *30*쪽씩 읽어라. — 읽은 것에 대해 생각하라! 무엇을 말하는지 주의를 기울이고, 어떻게 자신에게 적용할 것인지 생각하라. 정신이 산만해지기 쉬우므로, 자신을 다그쳐 생각을 집중하라. 자신에게 해당하는 부분이 나오면 특히 더 주목하라.

   또한 책에 묘사된 사람들은 나와 비슷한 문제를 가지고 있었으며, 그들이 치유되었다는 사실을 계속 상기하라. 책을 다 읽었어도 다음날 다시 읽기 시작하라. 한 달 동안 계속해서 책을 손에 달고 살아야 한다. 그리고 읽을 때마다 주의를 집중해야 한다.

2. 매일 시간을 따로 정해두고 어떤 문제가 당신을 괴롭히고 있는지, 당신의 삶이나 마음에서 등에 통증을 일으키는 원인이 될 만한 것에 대해 생각하라. 적어도 매일 *30*분은 그 생각에 몰두하라. 내 경우는 아침에 일어나서 *15*분 그리고 저녁에 *30*분을 할애했다. 이 시간에 다음과 같은 것을 하라. 직장이나 학교에서 발생한 스트레스 · 가족에 대한 의무 · 재정적 문제 등, 당신을 괴롭히고 있을지 모르는 모든 문제에 대해 생각하라. 가능하면 아주 구체적이어야 한다. 단순히 '나는 직장 문제로 고민하고 있어' 하는 정도로는 충분치 않다. 생각할 수 있는 모든 구체적인 항목들을 밝혀내야 한다.

   나는 생각나는 것을 따라잡기 위해서는 목록을 작성하는 방법이 효과적이라는 것을 발견했다(매우 구체적이 되면 정말 작은 일도 생각할 수 있다). 크건 작건 당신 삶에서 일어나는 모든 일에 주의를 기울여라. 명백히 드러난 문제만 생각하지 말고, 감추어진 일도 생각해 내도록 하라. 당신을 괴롭히고 있을지도 모르는 현실적인 일을 생각하는 것은 물론, 가능성 있는 일들도 상상해 보라.

   당신의 문제점을 파악하고 나면, 그것들을 통제할 수 있는 일과 없는 일의 두 범주로 나누어라. 그리고 각 문제가 어느 범주에 속하는지를 살펴보라. 당신이 할 수 있는 일은 당장 행동에 옮겨라. 바로잡을 수 있는 일은 무엇이건 행동에 옮기거나 아니면 적어도 시도를 하라. 통제를 할 수 없는 것들에 대해서는, 당신을 괴롭히긴 하지만 받아들여야 한다고 자신에게 말하라. — 무엇보다도 중요한 일은 더 이상 등통을 허용하지 않겠다고 단단히 다짐하는 것이다. 명심할 것은 치료를 위해 문제점을 제거하려고 애쓸 필요가 없다는 것이다. 단지 문제가 일어나는 과정을 깨닫기만 하면 된다.

당신이 어떤 형인지를 생각하라. —당신에게 통증을 일으키는 내면의 문제점은 무엇인가를 깨달아라. 나는 전형적인 사노 형이다. — 완벽주의자며, 쉽게 화를 내고, 의욕이 강하며, 성공 지향적이고, 다소 강박적인 경향이 있으며, 남에게 참을성이 없다. 이런 성격이 등통을 일으키는 원인이다. 그러나 다른 유형의 사람들에게도 등통은 나타날 수 있다.

내 동료 중 하나는 늘 행복하고, 낙천적이며, 매우 쾌활한 여성이지만 나처럼 등에 통증이 심했다.

그녀도 이 책을 읽고 나았다(그녀는 치료에 석 달이나 걸렸지만, 지금은 완전히 건강을 회복했다).

당신의 내면에서 관심을 다른 데로 돌려야 할 만큼 심각한 문제점이 무엇인지 알아내도록 힘써라.

무엇이 통증을 일으키고 지속되게 만드는가? 당신 자신에 대해 더 솔직해질 필요가 있다.

다시 한 번 말하지만 통증을 없애기 위해 당신의 성격을 바꿀 필요는 없다.— 단지 그걸 이해하고 싸워 이기기만 하면 된다.

3. 하루종일 모든 과정을 계속해서 자신에게 기억시켜라. 문제가 발생할 때마다 '좋아. 난 이게 싫어. 하지만 등통은 그대로 내버려두지 않을 거야'라고 생각하라. 등에 통증을 느낄 때마다(아니면 당신이 나처럼 하루 종일 아프다면, 특히 심한 순간에) '등이 또 난리구만. 내 삶이나 내면에서 도대체 무슨 일이 일어나서 이렇게 등이 아픈 거지?' 라는 생각을 하라.

4. 이런 과정을 3, 4주 거치고 나서, 얼마나 진전이 있었는지 조심스럽게 검사해 보라. 하지만 너무 빨리 그리고 한꺼번에 너무 많이 하지는 말라. 단지 매우 조금씩 나아지기만을 바라고, 예전처럼 심한 통증을 느끼지 않고도 할 수 있는 일들을 찾아라.

   서두르지 말라. 2, 3주가 더 지나면 등이 조금 좋아진 것을 느끼게 될 것이다. 한 발씩 차근차근 나아가라. 아주 조금씩 나아지는 것도 치료가 진행된다는 증거이므로, 계속해서 노력하게 해주는 큰 격려가 되는 것이다.

5. 포기하지 말라. 내 말을 믿고 따라라. 나는 포기했을 때의 기분이 얼마나 우울한지 잘 안다. 하지만 희망은 있다. 효과를 보기 위해서는 시간과 노력을 쏟아야 한다.

나는 캠포벨로 씨의 프로그램에 다음과 같은 사항을 추가했다. 선량주의도 완벽주의나 어린 시절의 분노만큼이나 무의식 세계의 분노를 일으킬 수 있는 잠재력을 가지고 있다. 이런 사실은 TMS를 가진 일부 사람들에게 매우 중요한 사실이다.

플라시보 효과와 노시보 Nocebo 효과

1994년 〈미국 의학 협회 저널〉에 발표된 한 뛰어난 논문은, 플라시보 효과로 나타난 치료 결과에 비판적이어야 할 필요성을 지적했다. 환자 중에는 자신이 받은 치료가 훌륭했다는 생각이 들면 — 비록 사탕 알약 *sugar pill*과 같이 아무 가치가 없는 것이었다고 할지라도 — 증세가 호전되거나 완치되는 경우가 있다. 그 효과는 맹목적인 믿음으로 인한 것이다.

하지만 불행하게도 그 효과는 언제나 일시적이며 증상은 곧 재발된다. 바로 이런 이유 때문에 물리치료나 투약, 수술을 포함한 등통을 위해 쓰였던 많은 치료가 궁극적으로는 실패하는 것이다.

일시적인 효과는 플라시보 현상 탓이다.

나는 이것을 '대단한 플라시보'라고 부른다. 왜냐하면 그것은 신체 기능을 바꾸는 마음의 위대한 힘을 증명하기 때문이다. 플라시보는 일시적으로는 암처럼 심각한 질병에도 효과가 있다고 알려져 있다.

그렇다면 수술 후 오랫동안 증상이 재발하지 않았던 사람들은 어떻게 설명할 수 있는가? 통증의 목적은 무의식에서 일어나는 일로부터 주의를 다른 곳으로 돌리려는 것이다. 그래서 수술과 같이 강력한 치료로 인한 플라시보 효과로 통증이 경감되면, 뇌는 주의를 다른 데로 돌리기 위해 통증을 다른 부위로 옮기거나 신체의 다른 기관으로 옮기는 것이다.

내 환자 중 한 사람은 허리 수술이 성공적으로 끝나자, 그때부터 지속적인 위궤양이 시작되었다는 병력을 들려주었다. 치료를 받는데도 위궤양은 여러 해 동안 계속되다가, 심한 목 통증이 시작되면서 마침내 증세가 호전되었다는 것이었다. 그 시점에서 그는 내 프로그램에 들어왔고, TMS 진단이 내려지자 그 치료 과정을 매우 잘 따라왔다.

하지만 수술이 플라시보 효과로 작용한 많은 환자들의 경우에, 수술한 바로 그 부위에 다시 통증이 시작되는 경우가 많다.

왜 TMS 치료는 플라시보 효과가 아닌가?

TMS 치료는 근본적으로 교육 과정이다. 맹목적인 믿음은 포함되어 있지 않다. 환자들은 자신들이 듣는 설명이 논리적이면서 이치에 맞는다는 판단을 내려, 자신들의 증상이 TMS라는 걸 충분히 납득해야만 한다.

치료 효과는 거의 영구적이다.

TMS에 관한 책을 읽음으로써 치유된 사람이 많다는 사실은 확실히 플라시보 효과가 아니라는 걸 증명하고 있다. 책에는 치료 행위도 없고 '치료하는 사람'과 상호 작용도 없다. ― 단지 정보를 얻은 것일 따름이다. 치료를 담당한 것은 지식이다.

최근 우리는 '노시보'라는 말을 가끔 듣는다. 노시보란 '나쁜' 상호 작용으로 사람들에게 병을 얻게 하는 역현상을 말한다. 노시보란 말은 '해롭게 할 것이다'라는 뜻이다. 주술 의식에 대해 아는 사람들은 그 의미를 깨달을 수 있을 것이다. 내가 아는 어떤 의사의 환자였던 여성은, 자신이 곧 죽을 거라고 생각했고 그러자 아무 탈이 없는데도 사망했다.

오늘날 서구사회를 괴롭히는 유행성 통증은 거의 전적으로 노시보의 영향 때문이다. 만일 등이나 다리에 통증이 발생해 의사를 찾아가면 탈출성 디스크로 추측되는 척추 질환이라는 진단을 받는다. TMS는 해가 없지만, 통증이 신체 구조적 이상의 직접적인 결과라는 말을 들음으로써 통증이 지속되는 것이다.

침대에 누워 있으라는 처방을 들으면 심각한 증세라고 믿게 되어 통증은 더욱 악화된다. 침대에 누워 요양을 해도 통증이 계속되면, MRI 검사를 받게 된다. 촬영 결과 L5-S1에 디스크 탈출증이 나타났을 뿐 아니라, 의사는 탈출이 일어난 디스크 위쪽에 있는 디스크 두 개가 퇴화되어 척추뼈가 서로 닿아 있다는 진단을 내린다.

이쯤 되면 무척 심각한 상태인 것 같은 생각이 든다. 이제 당신은 '나쁜' 등을 가졌다는 객관적인 증거가 있다. 즉시 수술을 해야 한다는 처방이 내려지거나, 관례적인 치료법이 효과가 없으면 다음 순서는 수술이라는 말을 듣게 된다. 그 결과 통증은 더욱 기승을 부리게 되는 것이다.

나는 이런 종류의 병력을 수천 번도 더 들었다. 대개 나를 마지막으로 찾아오는데, 그때는 이미 알려진 모든 치료법을 다 시도해 보았거나, 수술을 받았거나, 때로는 두 번씩 수술을 받은 경우가 허다하다. 노시보 효과가 그런 과정을 거치면서 점점 자라났기 때문이다. 어떤 치료를 받았건 간에, 그 치료는 언제나 신체 구조적 혹은 근육 결함이라는 병리학에 기초를 둔 것이어서, 환자들을 더 두렵게 만들고 통증을 더욱 악화해온 것이다.

통증의 진정한 이유를 구체적으로 설명해 주고, 실제로 그들의 등은 정상이며 탈출성 디스크의 대부분은 정상적인 이상이라고 밝혀주는 책을 읽고 나서 증세가 호전된다는 것은 얼마나 놀라운 일인가? 그것은 플라시보 현상이 아니라 신체를 치유하려는 내면의 힘이 노시보 현상을 이긴 결과다. 좀더 구체적으로 말하자면, 사람들에게 마음과 신체의 연결 고리를 깨닫게 함으로써 TMS가 '치유되는' 것이다.

퍼트 박사의 말을 빌리자면, 마음과 신체는 더 이상 하이픈으로 연결되어서는 안 되며(mind-body) 이 책의 제목이 암시하듯이 하나의 단어로(mindbody) 생각해야 한다.

치료 프로그램

치료 프로그램은 나의 진찰실에서부터 시작된다. 나는 시작하기 전에 환자들에게 이것은 첫 수업이라고 말하곤 한다. 그리고 나서 환자들에게 두 번의 강의를 참석하도록 일정표를 짜준다.

첫 강의는 TMS에 대한 해부학과 생리학으로 이뤄지며, 진단의 개념에 대해 설명한다. 두번째 강의는 심리학과 TMS의 치료에 대한 내용이다. 이 책에 수록된 내용들이 주로 다뤄진다. 어떤 사람들은 이 프로그램을 '말로 하는 치료'라고 일컫는데, 실제로 이 치료 방법은 신체 질환 치료법으로는 독특하다고 말할 수 있다.

진찰과 강의를 받은 환자 중 *80~85*퍼센트는 수주일 안에 증상이 사라진다. 계속해서 심각한 통증이 지속되는 환자들은, TMS의 중요한 특징과 치료의 원리 그리고 적용을 재검토해 보는 주간 모임에 참석하게 된다. 사람들은 자꾸 반복해서 들어야만 충분히 이해가 간다고 말한다. 강의를 듣다보면 가슴에 찡하니 와 닿는 경우가 있거나, 특별한 의미로 다가오는 부분이 있다는 것이다. 우리는 회복 과정에서 발생하는 여러 가지 문제점들과 함정에 대해 토론하면서, 환자들에게 자신들의 특수한 상황을 이야기하도록 격려한다.

강의를 듣거나 모임을 갖고 나서도 통증이 지속되면, 더 깊은 탐구가 필요하다는 것을 의미하기 때문에 정신치료를 받게 된다. 대개의 경우 이 방법은 성공을 거두게 되며, 통증이 계속되는 환자는 기껏해야 전체의 5퍼센트 정도가 된다.

그렇다면 과연 치료를 효과적으로 만드는 것은 무엇인가? 나는 깨달음이 가장 중요한 치료 요소라고 말하고 싶다. 물론 다른 요인들도 영향을 미친다는 건 의심할 여지가 없다.

이 책의 *1*부에서 나는 하인즈 코헛의 개념을 설명한 바 있다. 그는 자기애적인 분노가 특정한 감정적 질환의 요인이라고 믿었다. 우리는 모두 자기애적인 분노를(정도의 차이는 있지만) 가지고 있으며, 유형이나 질환 정도가 다를지는 모르지만 그것이 바로 현재 서구사회에서 심인성 질환이 유행하고 있는 이유다.

내가 코헛의 연구에 관심을 갖게 된 것은 뮤리엘 캠벨이라는 환자를 통해서였다. 그녀는 왜 내 프로그램이 효과적인가를 다음과 같이 설명했다.

TMS 환자들은 분노를 품고 있는 상태이기 때문에 자기애적 상처를 입은 것이 틀림없습니다. 그 분노가 신체를 통해 표출되었을 때, 그들은 의사를 찾게 되고, 누워서 요양을 해야 한다거나 수술을 받아야 한다는 진단을 받습니다. 그래서 자기애가 더욱 상처를 받게 되고, 의기소침해지면 분노는 더 커지게 됩니다. 어찌할 바를 모르고 침대 속으로 기어 들어가지만, 선생님께서 구체적으로 묘사하셨던 대로 그들의 자기애적인 감정은 한층 더 상처를 받게 되고 무기력하게 느껴집니다.

하지만 자신을 이해해 주지 못하는 부모와는 달리, 그들이 마지막으로 선생님을 방문하게 되면, 선생님께서는 이런 분노의 감정들을 환영하고 지지하며, 가라앉히고 달래주기까지 합니다. 선생님은 또한 TMS로 고통받는 다른 환자들을 소개해 줌으로써, 본질적인 동질감을 경험할 기회를 줍니다. 이런 방법을 통해 선생님께서는 부인하고 싶은 분노의 형태를 깨닫게 할 뿐만 아니라, 효과적으로 경감시킵니다. 상처받고 고갈된 만능감(Sense of Power : 과대망상적 자아)을 다시 회복시켜 주게 됩니다.

선생님이 그렇게 빨리 치료 효과를 거둘 수 있는 이유는, 분노를 몰아낼 대상으로 보는 것이 아니라 자기애적인 상처로 인해 생긴 분열 증상으로 보기 때문입니다. 또한 선생님께서는 긍정적인 감정 이입을 통해(반영), 마음을 가라앉히고 달래며(이상화), 본질적으로 서로 같음(유사성)을 경험하게 함으로써 분노를 잠재우기 때문입니다. 환자들은 물론 또다시 마음에 상처를 받고 분노를 느낄 수 있습니다. 그 때문에 우리들 중 어떤 사람은 증상이 재발됩니다.

내 치료 프로그램의 효과를 설명한 이 해석을 나도 어느 정도 인정한다. 내가 가장 중요한 구성 요소라고 생각하는 지식 전달 외에 무언가가 작용하고 있다는 것이 분명하기 때문이다. 특히 반영과 이상화와 유사성이 효과적이라는 견해는 매우 그럴듯하다. 그렇게 되면 내적 분노가 줄어들 수 있고, 내적 분노가 감소하면 통증이 사라지는 건 분명하기 때문이다. 환자들이 강의가 회복에 매우 도움이 되었다고 말하는 건 이 때문이다. 내 강의가 TMS에 대한 다른 책에서는 얻을 수 없었던 그 무엇을 주었다고 환자들은 종종 말하곤 한다.

그러나 TMS 이론에 따르면, 캠벨 여사가 말한 것처럼 통증은 분노의 신체적 표현이 아니며, 나는 분노를 '분열 증세'로 보지 않는다. 여러 번 되풀이했지만 분노는 오히려 내적·외적 압력에 대한 반응이다.

내 치료 프로그램의 효력에 대한 코헛 이론 신봉자(캠벨 여사처럼)들의 해석에 있어서 문제점은, 내 환자들은 그들의 분노가 무의식적이기 때문에 그 분노를 의식하지 못한다는 점이다. 무의식적 분노가 있다는 걸 깨닫고, 그 분노의 요인을 의식하게 만드는 것이 치료의 주된 과정이다.

하지만 캠벨 여사의 견해 중 한 가지는 주목할 만하다. 여러 해 동안 통증의 재발을 경험해 온 사람들은 통증이 줄어들었다는 사실을 분명히 느끼게 되며, 그것이 내적 자아를 분노케 한다는 건 틀림없는 사실이다. 그들은 언제 다음 통증이 또 시작될지, 얼마나 심각할지 결코 알지 못한다. 그들은 완전히 또는 부분적으로 신체 활동에 제약을 받고 있으며, 언제 재발될지 알 수 없기 때문에 미리 계획을 세우기가 어렵다는 걸 알게 된다.

끔찍한 통증에서 벗어나기 위해 실제로 자신을 통제할 수 있음을 알게 되면, 그들은 권능감에 도취될 수 있다. 한 여성은 등통이 사라지자, 몸으로 하는 일은 무엇이건 다 할 수 있는 것처럼 느껴졌다고 말했다. 이처럼 할 수 있다는 자신감을 갖는 것은 강력한 약이다.

함정·문제점·의문점들

더 나아지기 위해 해야 할 필요가 없는 것들

환자들은 분노가 TMS의 범인이라는 것을 알았다. 또 분노의 원인이 어린 시절 받았던 마음의 상처나 완벽하고 착해지려는 욕구, 일상생활에서 받는 많은 스트레스 같은 것임을 알게 되었다. 이걸 치유하기 위해서는 이런 스트레스 요인들을 제거해야 한다.

만약 분노가 원인이라면, 마귀를 물리치듯이 쫓아내야 한다는 논리다. 분노가 무의식에서 뛰쳐나와 표출될 수 있다면, 헬렌의 경우처럼 그것은 확실한 '치료' 효과를 가져올 것이다. 하지만 안타깝게도 그런 경우는 거의 불가능하다. 분노는 억압되어 있기 때문에 거의 느끼지 못한다. 그래서 처리할 수가 없는 것이다.

성격을 바꿔 완벽해지려고 하거나, 착해지려는 노력을 그만두게 하는 것은 불가능하지만 그런 특성을 가졌다는 사실을 의식하고 행동을 바꾸거나, 그런 특성들로 인한 부정적인 요소들을 줄여갈 수는 있다. 그러나 사람이 근본적으로 변한다는 것은 어렵고, 늘 그런 특성을 가진 똑같은 사람으로 남아 있게 된다. 인간 내면에 깊이 숨겨진 감정을 이해하는정신분석조차도 성격을 바꿀 수는 없다. 하지만 자신에 대해 잘 알면 알수록, 분노 같은 감정은 우리를 덜 위협하게 된다. 분노가 결코 없어지지 않고 계속해서 생성된다고 하더라도, 일단 그 존재를 인식하게 되면 그 날카로운 가시는 어느 정도 무뎌져 덜 위협적으로 변하는 것이다.

삶의 방식 또한 근본적으로 변할 수는 없다. 하지만 다행스러운 것은 내 경험에 비춰볼 때, 완치에 이르게 하는 것은 변화가 아니라 지식이었다. 이것은 학습 과정을 반복해야 한다는 걸 의미한다.

시간적 요인

여러 해 동안 계속된 통증도 며칠 혹은 몇 주만에 나을 수 있기 때문에, 우리는 심신 작용이 성격 속에 내재된 것이 아니라는 것을 알았다. 짐 캠포벨로의 경험이 그 대표적인 예다.

통증이 완전히 사라진다는 것은 놀랄 만한 일이며, TMS가 의도적인 효과를 위해 마음이 택한 반응 전략이라는 것을 암시해 주는 현상이다. 다행히도 TMS는 분명히 치료될 수 있다. 만일 그 증상이 성격과 관련된 것이라면 치료에 수년이 걸릴 것이다.

내 프로그램에 참여한 대부분의 환자들은, 육체 활동에 대한 두려움을 극복하는 데는 시간이 좀 걸렸지만, 통증은 몇 주일 안에 사라졌다. 얼마나 오래 앓아 왔느냐는 전혀 상관없었다. 그렇다면 무엇이 시간 요인을 결정하는 것일까?

TMS의 본성을 이해하고 받아들이는 것은 지적인 과정으로서 의식 세계의 기능이다. 하지만 TMS는 무의식 세계에 뿌리를 내리고 있기 때문에, 통증을 멈추게 하기 위해서는 TMS 지식들이 무의식 세계에 스며들어야 한다. 바로 그것이 우리가 해결해야 할 문제다. 대단히 위협적인 감정이라면, 마음은 그 감정들을 감추거나 무기력하게 만드는 전략을 포기하지 않을 것이다. 잠재되어 있는 감정의 질과 양에 따라, 치료에 오랜 시간이 걸릴 것인지 또는 바로 치료될 것인지가 결정된다.

통증의 신체 구조적 이상을 전혀 무시할 수 없는 것도 이 때문이다. TMS를 부인하는 현상은 그 증후군의 본질이다. 마음은 통증이 필수적이라고 생각하는 것이다.

그것은 우리가 졌다는 것을 의미하는가? 전혀 그렇지 않다. TMS 원리를 2, 3주 반복하다 보면 효과가 나타날 것이다. 만일 효과가 없다고 하더라도 정신치료를 받는 길이 남아 있다.

정신치료

언젠가 우리는 자신의 성격에 대해 연구하는 것이 읽기나 쓰기, 그리고 셈하는 것보다 더 중요하다는 것을 깨닫게 될 것이다. 따라서 무의식 세계와 억압된 감정 그리고 무엇보다도 특히 우리 각자가 억제하고 있는 것을 알고자 하는 노력이 기초 교육의 일환으로 채택될 것이다.

우리는 '부모'와 '성인' 그리고 '아이'가 우리 뇌 속에 함께 살고 있어서, 종종 서로 싸운다는 것을 배우게 될 것이다. 관공서나 사법기관에서도 정신교육을 우선 실시하게 될 것이다. 그들 자신에 대해 잘 알면 알수록, 시민을 위해 봉사하는 마음이 더욱 커질 것이다. 나는 사람들을 정신치료를 받으러 보낼 때마다, 특수대학원에 보내는 것 같은 느낌을 받는다.

정신치료에는 두 가지 중요한 분야가 있다. 행동적인 분야와 통찰 중심적인(분석적인) 분야다. 행동적 정신치료는 살면서 겪는 일들에 초점을 맞춰, 어떻게 하면 그 일들을 잘 해결할 수 있는가를 연구한다. 행동적 정신치료사들은 비행 공포와 같은 공포증을 극복하게 해주고, 흡연 같은 바람직하지 못한 습관들을 끊게 한다.

이 책에서 제시했던 이론을 통해 분명해졌겠지만, 통찰 중심적인 요법은 TMS나 그와 유사한 증상을 가진 사람들을 위해 선택했던 방법이다. 내가 환자들을 보내는 정신치료사들은 위협적이거나, 곤혹스럽거나 아니면 난감하기 때문에 무의식에 묻혀 있던 감정들을 밖으로 끌어내는 훈련을 받은 사람들이다. 이런 감정들과 가끔씩 일어나는 분노는 내가 설명한 많은 심인성 증상을 일으킨다. 하지만 우리가 이런 감정들을 의식하게 되면, 불필요한 신체증상들은 사라지게 된다. 물론 경우에 따라서는 서서히 느끼게 될 수도 있다.

정신치료사들은 이런 말을 자주 한다.

"그 사람은 더 이상 통증을 호소하지 않아요. 결혼생활과 관련된 그의 깊은 내적 갈등(또는 다른 감정적인 문제들)을 풀기 위해 얼마나 매달렸는지 모릅니다."

정신치료는 서서히 이루어진다. 즉시 효력이 나타나는 특효약이 아니다. 정신치료는 사실상 우리 생활의 모든 분야에 걸쳐 영향을 주는 문제들을 다루기 때문에, 아무리 오래 걸리더라도 그것은 유익한 시간이다.

정신치료의 가장 큰 결점 중 하나는 비용이다. 건강보험 회사들이 정신치료에 대한 비용 부담을 점점 더 꺼리고 있기 때문에, 사회적인 문제로 대두되고 있다. 이런 경향은 건강에 정말 중요한 것이 무엇인지를 깨닫지 못하는 서글프고 위험스러운 무지를 보여주는 것이다.

의문점들

TMS의 원인과 치료에 관련된 기본 개념들은 대부분의 사람들에게 낯설기 때문에, 그 개념을 정립하는 데는 시간이 걸린다. 게다가 사람들의 마음속에 떠오를 수 있는 모든 질문들을 다 예측하는 것은 불가능하다. 다음은 환자들이 가장 일반적으로 묻는 질문들이다.

Q 새로운 통증이 나타나는 것을 피하기 위해 지금 하고 있는 운동과 스트레칭을 계속해도 될까요?

A 오래 전부터 나는 TMS 치료 프로그램에서 더 이상 물리치료를 집어넣지 않았습니다. 물리치료사들도 통증의 심리학적 요인을 강조하고 있긴 하지만, 그보다는 환자의 주의를 신체에 집중하게 만듭니다.

이것은 신체적인 것을 무시하고 전적으로 정신적인 것에만 집중해야 한다는 나의 핵심적인 치료 이론과는 다릅니다. 몸을 풀어주거나 단련하거나, 움직여주는 것과 같은 등을 치료하려고 고안된 어떤 형태의 규칙적인 운동도 마찬가지입니다.

그래서 나는 환자들에게 등을 보호하거나 치료를 돕기 위해 고안된 운동은 그만두라고 충고합니다. 등은 보호할 필요가 없습니다. 운동 전에 하는 준비운동은 필요하지만, 특수한 운동은 불필요합니다.

모든 종류의 신체적 행위는 심리적인 그리고 일반적인 건강을 위해 필요할 때만 요구되는 것입니다.

Q 저는 일 년 이상 정신치료를 받았습니다. 통증이 심리적으로 일어났다면 왜 아직도 통증이 사라지지 않는 걸까요? 사실 저를 치료했던 정신치료사는 제 통증이 심리적인 것이라는 생각이 들긴 하지만, TMS에 대해서는 들어본 적이 없다고 하더군요.

A 당신의 뇌가 아직 교활한 전략을 그만두지 않기 때문에 당신의 통증은 계속되는 것입니다. 신체적인 통증과 정신적인 요인을 연결하지 않으면 통증은 계속될 것입니다. 당신의 정신치료사는 전문가임에는 틀림없지만, 신체적인 진단을 할 수 있는 훈련은 받지 않았습니다. 그래서 둘 사이의 연결 고리를 파악하지 못하는 것입니다.

당신이 아무리 정신치료를 받고, 항생제를 계속 복용하고, 신체 구조적 이상에 대한 물리치료를 받는다고 해도 통증이 해결되지는 않습니다. 통증의 요인이 뇌가 일으킨 무해한 순환계의 변성임을 깨닫지 못한다면, 통증은 계속될 것입니다. 요약해서 말하자면, 뇌는 억지로 제지당하지 않는다면 관심을 다른 곳으로 돌리는 일을 포기하지 않을 것입니다.

Q 저는 제가 화가 났다는 걸 알 수 있습니다. 그걸 실제로 느낄 수 있습니다. 그리고 가끔씩 밖으로 드러나기도 합니다. 그런데 왜 여전히 통증에 시달려야 합니까?

A 당신이 표출하는 분노는 통증을 일으키는 분노가 아닙니다. TMS는 무의식 세계 속에서 생긴 분노(그럴 경우, 당신은 그것을 의식하지 못합니다)나 억압된 의식 세계의 분노에 대한 반작용입니다. TMS는 표현되거나 느낄 수 있는 의식적 분노와는 상관없습니다.

이것은 미묘하긴 하나 매우 중요한 차이점입니다. 실제로 심인성 질병의 연구에 가장 핵심적인 부분이기도 합니다. 섬유근육통이나 만성 통증 같은 증상을 연구하는 심리학자들은 근심·우울증·적대감 등 드러난 감정들에 초점을 맞춥니다. 하지만 TMS 이론을 보면, 위와 같은 증상들이나 TMS 같은 신체적 질환들은 무의식 세계에서 일어나는 근본적인 과정과 관련되며, 그것이 밖으로 나타난 것이라고 여기고 있습니다.

인간은 자신의 위상에 위배되는 분노를 억제하려는 경향이 있다는 사실을 염두에 두십시오. 예를 들어 당신은 주변 사람들에게 인정받고 싶은 사람인데 누군가가 화나게 만들었다면, 어떤 반응을 보일까요? '호인'이라는 당신의 위상에 먹칠할까봐 화를 내지 않고 무의식적으로 억누를 것입니다. 억압은 결코 실패하는 법이 없는 무의식적인 반응입니다. 우리는 속으로는 화가 부글부글 끓고 있어도 밖으로 나타내기를 꺼립니다.

결론적으로 말해서, 당신이 의식하고 있는 분노는 '추방된 분노'일 것입니다. 즉 배우자나 부모에 대한 분노는 당신의 내면에서 쉽사리 허용되지 않기 때문에, 대신 교통 혼잡이나 식당의 불친절같이 사소한 것에 공연히 화를 내게 되는 것입니다. 이런 현상은 우리 환자 가운데서도 흔히 찾아볼 수 있습니다.

Q 저는 모든 사람들에게 침착하고 자기 관리를 잘하는 사람이라는 인정을 받고 있습니다. 저는 모든 일을 잘 처리해 나가고 있으며, 근심 걱정에 시달리지도 않습니다. 그런데 도대체 제게 왜 등통이 나타났는지 이해할 수가 없습니다.

A 당신을 침착하게 만드는 그 성격이 당신 마음속에 있는 많은 분노를 자극하고 있습니다. 당신 속의 어린아이 근성은 이렇게 말하고 있습니다.
"당신이 너무 억압하는 바람에 나는 화가 났어. 제발 날 좀 가만히 내버려 둬. 나는 보살핌을 받고 싶은데, 당신은 억지로 다른 사람을 돌보게 만들고 있어. 나는 정말로 나 자신에게만 신경 쓰고 싶어."

Q 저는 누구한테도 뒤지지 않는 오뚝이입니다. 왜 제가 등통으로 시달려야 합니까?

A 칠전팔기하는 사람들은 많은 압력이 쌓이기 마련입니다. 그런데 자아는 자신을 괴롭히는 걸 좋아하지 않습니다.

Q 저는 내면에 품고 있는 분노를 깨닫고 있다고 생각합니다. 그 분노는 자라오는 동안 어머니가 항상 저를 깎아 내리던 사실과 관련이 있다고 확신합니다. 그런데도 왜 통증이 사라지지 않는 것일까요?

A 이런 질문을 가장 많이 받습니다. 증상이 지속되는 데는 세 가지 이유가 있습니다. 그 중 하나는 환자 자신이 내적으로 얼마나 화가 나있는지 모른다는 겁니다. 환자들은 이런 점을 통찰해 보는 것이 대단히 도움이 된다는 말을 자주 합니다. 마음속에 맹목적인 분

노가 내재되어 있다는 것을 깨닫게 되면 통증이 줄어드는 것을 경험하게 될 것입니다.

분노를 깨닫는 것뿐만 아니라, 사람에 따라서는 분노를 직접 느끼는 것이 필요합니다. 그래도 증상이 나아지지 않으면 정신치료를 받을 수 있습니다. 어떤 사람들에게는, 분노의 원인이 생각과는 전혀 다른 것일 수도 있습니다. 이런 사람들 또한 정신치료를 받을 필요가 있습니다.

Q 일반적인 근육통과 TMS 통증을 어떻게 구별할 수 있습니까?

A 몸에 익숙하지 않은 신체 활동을 하고 난 뒤에 오는 근육통은 하루 이틀 지나면 없어집니다.
TMS는 며칠 또는 몇 주나 몇 달간 계속 됩니다.

통증 위치 대체

때로는 TMS 환자들의 통증이 새로운 부위로 옮아가는 경우가 있다. 나는 강의를 할 때마다 TMS의 대체적인 증상으로 일어나는 새로운 통증을 인식할 수 있도록, 다른 근육이나 신경·힘줄에서 일어나는 TMS의 여러 가지 변형들을 설명해 준다. 이런 증상이 나타날지 모른다고 경고한 후, 만일 그러면 나를 찾아오라고 권고했는데도 새로운 통증을 다른 이유 탓으로 돌리려는 경향은 완강하다.

이전에 우리 환자였던 한 여성은 오른쪽 발에 통증이 나타나는 바람에 1년 동안 여러 가지 불편을 겪어야 했다. 예를 들어, 그녀는 자동차의 액셀러레이터와 브레이크를 왼발로 밟아야 했던 것이다.

어느 날 갑자기 그 통증이 TMS일지 모른다는 생각이 들자, 그녀는 오른발로 운전을 해서 집으로 돌아갈 수 있었다.

또 다른 환자는 내게 이런 전화를 했다. 약 2년 전에 등을 '치료한' 그녀는 정기적으로 달리기를 하고 있었다. 그런데 전화하기 3주일쯤 전인 어느 날, 달리기를 하고 난 후 오른쪽 엉덩이가 아프기 시작했다. 의사를 찾아갔더니 넙다리돌기 점액낭염이라는 진단을 내렸다. 국부 스테로이드 주사와 항생제 알약이 처방되었다. 그래도 통증이 계속되자, 그녀는 TMS가 아닐까 의심하면서 내게 전화를 했다. 나는 그 부위는 TMS가 잘 나타나는 곳이라고 설명해 주고, 의심할 여지없이 등통의 대체 통증이라고 말해 주었다. 그리고 전화를 끊었는데 그녀는 다음과 같은 편지를 보내왔다.

"저는 저에게 다시 그런 비열한 속임수를 쓰는 뇌에 대해 매우 화가 났습니다. 그래서 뇌에다 대고 소리를 지르자 통증이 사라졌습니다."

사람들은 종종 TMS의 대체적 증상이 나타나면 수술을 받는다. 나는 3년 전 성공적으로 치료를 받았던 한 여성에게서 전화를 받았다. 2, 3개월 전부터 한쪽 어깨 꼭대기에 통증이 나타나기 시작했다는 것이었다. 그녀는 여러 명의 어깨 전문가에게 진찰을 받았고, MRI를 통해 회전근개파열을 확인했으며 '그 파열을 고치기 위해' 수술을 받았다고 했다.

그녀는 통증에서 해방된 후 2, 3주가 지났을 때 똑같은 통증이 반대쪽 어깨에 나타나자, 의아해져서 내게 전화를 했다는 것이었다. 나는 어깨는 TMS 건염이 흔한 부위라고 말하며, 검사를 받아볼 것을 권했다. 며칠 뒤 예약된 시간에 나타난 그녀는, 전화를 끊고 나서 그날 밤사이에 통증이 사라졌다고 말했다.

환자들이 TMS라는 걸 깨닫자마자 새로운 통증이 즉시 사라지는 이유는, 그들이 이미 TMS를 알고 있었기 때문이다. 그들은 TMS에 대한 개념을 통합하고 받아들이는 기간을 거쳤기 때문에 그 과정을 다시 반복할 필요가 없었다. 새로운 통증이 TMS의 일부라는 사실을 깨닫자마자, TMS는 사람의 주의력을 딴 데로 돌리는 능력을 잃고 즉각 사라져버린 것이다.

이런 경우, 통증이 즉시 사라지는 현상은 우리에게 TMS의 병리생리에 대해 말해 준다. TMS 통증은 염증의 결과가 아니며, 압박으로 증상을 일으키는 신체 구조적 이상도 아니다. 이런 증상들은 몇 분 또는 몇 시간 내에 사라질 수가 없다. 그러나 TMS는 경미한 산소 결핍으로 통증이 일어나는 경우와 흡사하다. 자율신경계가 생각을 바꾸기만 하면, 수초 안에 혈액 흐름의 속도를 바꿀 수 있는 것이다.

대체 현상은 심리적 증상에도 나타날 수 있다. 최근에 치료를 받았던 한 젊은 여성이 말하기를, 지금은 통증에서 벗어났지만 치료를 받던 당시는 '감정이 뒤죽박죽인 상태'였다는 것이다. 따라서 그녀는 정신 치료를 받기 원했고, 그 후 '증세가 나타난 동안'에 뒤틀린 감정을 잘 다스릴 수 있게 되었다. 나는 그녀가 개념을 잘 파악한 걸 고맙게 생각한다. 통증과 감정은 무언가를 기피할 목적을 가진 뇌의 창조물이며, 그 둘은 서로 대체될 수 있다.

나는 통증 부위의 대체 가능성에 대해 계속해서 환자들에게 주의를 준다. 그러나 2, 3년이 지나가면 그들은 종종 그 사실을 잊어버린다. 그리고는 쓸데없이 병원을 전전하며 시달리곤 한다.

재 발

통증은 재발될 수 있는가? 물론 그럴 수 있다. 하지만 그런 경우는 매우 드물다. 이것은 추적 조사 결과 증명된 사실이다. 영구적 '치유율'은 90~95퍼센트에 다다른다.

이 높은 '치유율'은 여러 해 동안 환자들을 프로그램에 받아들이기 전에 선발 과정을 거쳤던 덕분이다. 어떤 이유에서건, 신체 질환이 심인성이라는 생각을 거부하는 사람을 치료하는 것은 아무 의미가 없다. 그런 생각을 인정하고 받아들이는 것이 회복하는 데 필수적이기 때문이다.

통증이 재발하면(거의 드물지만), 상태에 따라 검사 여부를 결정한다. 환자들은 다시 강의를 듣고, 집단 학습 시간에 들어와 통증이 다시 생긴 이유를 토론하며 연구한다. 정신치료를 시작하는 환자들도 있다.

치료의 필수조건

강의를 마칠 때, 나는 환자들에게 다음과 같은 확신이 없으면 '치유된' 걸로 여겨서는 안 된다고 말하곤 한다.

- ◈ TMS 통증이 거의 없거나 전혀 없다. 신체적이거나 정서적 결과가 아닌 매우 경미한 통증은 나타날 수 있다. 우리는 나약한 인간에 지나지 않기 때문이다.
- ◈ 아무 제약도 받지 않고 신체 활동을 할 준비가 되어 있다.
- ◈ 어떤 종류의 신체 활동에 대해서도 두려움을 느끼지 않는다.
- ◈ 모든 형태의 물리적 그리고 약리적 치료를 중단했다.

이 책의 1부에서 배운 대로, 공포는 통증보다 더 정신을 혼란스럽게 만든다. 그러므로 이런 모든 필요조건이 다 충족되지 않으면, 통증은 사라지지 않거나 어쩔 수 없이 다시 시작될 것이다. 우리는 뇌에 이렇게 선포해야 한다. '무슨 일이 일어나는지 알고 있다, 잘못된 과정은 따르지 않겠다, 무엇보다도 위협 당하거나 두려워하지 않겠다.' 이것은 우리의 논리적 이성과 비논리적 무의식 사이의 싸움이다. 순전히 두 마음 사이의 일인 것이다.

대체 의학

매년 수백만 명의 미국인들이 대체 의학 또는 비정통 의학이라고 불리는 시술사들의 진료를 받고 있다. 도대체 그 이유가 뭘까? 대답은 명백하다. 정통 의학으로 치료 되지 않았기 때문이다.

이런 현상은 이 책에서 논의된 근골격 질환에 있어서 특히 심하다. 정통 의학은 정확한 원인을 찾아내지 못함으로써 이런 환자들을 치료하는 데 실패했다. 환자들이 고통을 받고 있는 질병이나 질환의 본질을 파악하지 못하면 병을 고칠 수 없다.

대부분의 대체 의학 치료가 성공을 거두는 것은 플라시보 효과 때문이다. 플라시보 현상이 존재하지 않았다면 이런 치료 방법들도 탄생하지 않았을 것이다. 하지만 대체 의학은 치료에 도움이 될지는 모르지만, 플라시보 효과는 예외 없이 일시적인 현상이기 때문에 질병이 완치되는 것은 아니다.

대부분의 근골격 질환들은 TMS 증상이기 때문에, 신체에 역점을 둔 어떤 치료법도 통증 과정을 멈추게 하기는커녕 지속시킬 뿐이다. 따라서 비정통적인 치료는 일시적인(대개 부분적인) 효과를 줄지는 모르지만, 환자의 주의를 통증이 있는 신체 부위에 집중시키기 때문에 결국에는 통증을 지속시킬 뿐이다.

나는 이런 이유로 대부분의 대체 의학 요법에 찬성하지 않는다. TMS의 진단과 치료는 비정통 의학이나 전체성 의학이 아니라 훌륭한 임상 의학이다. 증상이 심인성이라는 사실을 인식함으로써 성공적인 진단과 치료를 할 수 있다.

그러나 대체 의학적 접근법은 근본적으로는 건전하다고 할 수 있다.

하버드 의대를 졸업한 교수이자 개업의인 앤드루 바일은 노먼 커즌스의 말을 인용해서 우리 인간은 각자 '자기 치유' 능력을 가지고 있으며, 커즌스가 말했듯이 '우리 생각보다 훨씬 강하다'고 주장했다. 바일은 그의 〈자동적인 치유〉라는 저서에서, 정통 의학 이외의 방법으로 질병과 싸우고 건강을 증진하는 여러 가지 방법들을 상세히 기록하고 있다.

내가 이 책에서 언급한, 만연된 의학계의 문제점들에 대한 치료학적 접근법은 나름대로 효용을 갖고 있다. 우리 각자가 가지고 있는 자기 치유 능력의 가능성을 구체적으로 보여주기 때문이다.

우리는 자신이 생각하고 있는 것보다 훨씬 강하다는 사실을 실제로 입증하는 것이다.

하지만 여러분에게 꼭 당부하고 싶은 말이 있다. 등통을 다룬 내 책들을 읽고 증세가 호전된 사람들이 보낸 많은 편지들은, 심인성 질환을 치료하는 지식의 힘을 강력하게 증명한다. 그렇지만 여러분은 적절한 검사와 의사의 진단을 통해 심각한 질병이 없다는 확신을 갖기 전에, 자신의 증세를 심인성이라고 성급하게 결론을 내려서는 안 된다.

그렇다고 심인성 진단이 다른 진단이 없기 때문에 내려진다는 뜻은 아니다. 심인성 질환이라는 진단을 내리는 의사는 극히 드물기 때문에, 환자들은 독자적으로 결론을 내릴 수밖에 없는 경우도 많다. 바로 이 때문에 비정신적인 질환을 제외시키는 것은 필수적이다.

나는 자신들이 스스로 TMS라는 진단을 내리고, 도움을 받기 위해 전화를 하거나 편지를 보내는 사람들을 많이 보아왔다. 하지만 안타깝게도 그들에게 조언을 해주는 것은 의학적으로 또는 윤리적으로 합당치 않은 일이다. 만일 TMS나 유사한 증상이라는 확신이 서고, 의사에게 치료를 받아도 차도가 없다면 정신분석 훈련을 받은 정신과 의사나 정신치료사에게 가보라고 권하고 싶다.

맺는 말

심인성 질환과 그것을 치료하는 방법에 있어서 기억해야 할 가장 중요한 점들은 무엇인가?

우선, TMS나 그와 유사한 증상들은 본질적으로 무해한 것이다. 통증이 너무 심해 믿기 어렵겠지만 사실이다.

심인성 신체증상은 최근 서구사회에서는 보편적인 현상이다. 하지만 정신적 또는 감정적인 질병이나 이상은 아니다.

우리는 우리가 알고 있는 것보다 훨씬 더 강하다. 그리고 우리 몸에서 일어나는 일에 영향을 줄 수 있는 충분한 능력을 가지고 있다. 그러나 영향을 주는 방법은 배워야 한다.

이 책에서 설명된 심인성 증상들은, 그 발현 과정에 대한 지식과, 특히 근원이 되는 감정에 대한 깨달음이 있어야 '치료' 효과를 기대할 수 있다.

우리의 가장 큰 적은 두려움과 잘못된 정보다. 감정의 영역에는 두 마음이 있다. 의식적인 마음의 특징인 논리와 이성의 법칙으로 무의식적인 마음을 오판해서는 안 된다.

마음과 신체는 각자 독립된 개체이면서 끊임없이 상호 작용하고 있다. 바로 이러한 상호 작용을 통해 한없이 복잡하면서도 경이로운 위대한 유기체가 생존해 가는 것이다.

첨부 : 학술적 문제들

이 부분은 심신 의학의 학술적 측면에 관심이 있는 분들을 위해 마련한 자료다. 그래서 약간의 전문적인 용어가 포함되어 있다. 심신 의학의 관련 자료에 관심 있는 심리학자와 정신의학자에게 소용되리라 생각한다.

프로이트와 그 너머

TMS 이론은 신체적 증상을 결국 무의식적 목적에 공헌하기 위한 무의식의 소행이라고 보고 있다. 때문에 이 이론은 정신분석 이론에 확고한 바탕을 두고 있다. 특히 프로이트의 무의식 개념은 억압의 역할을 이해하는 바탕을 제공한다. 또 이 억압은 TMS 이론에서 가장 중요한 개념이다. 그러므로 심리학이나 정신의학도 마찬가지지만, 프로이트가 없었다면 우리는 아직도 설명을 찾아서 헤매고 있었을 것이다.

여기서는 TMS 이론과 프로이트 개념을 상호 비교하려고 하는데, 먼저 프로이트와 그의 개척적 개념에 크게 신세를 입었음을 밝혀야 할 것 같다.

다음은 TMS 이론이 심인성을 설명하는 다른 이론과 어떻게 비교되고 또 어떻게 다른가를 검토한 것이다.

전환 대 심인성 증상

　프로이트는 전환 히스테리 증상과 불안 유사 증상(프로이트의 용어)을 뚜렷이 구분했다. 일찍이 그는 부정맥·설사·현기증·근육경련·지각이상 등의 '기질적 *organic*' 증상은 정신분석에 의해 치료될 수 없다고 말하였다. 이런 증상은 숨겨진 갈등의 결과가 아니기 때문이다. 그 대신 프로이트는 이런 증상이 신체의 성적 흥분에 의해서 일어난다고 보았다. 그런데 이런 흥분은 신체적으로 표현될 수가 없기 때문에 다른 경로를 통해서 표현되려고 한다. 그리하여 불안이나 육체적 질병이 대신 생겨난다는 것이다. 프로이트는 만년에 가서 불안을 위험 신호라고 보았다.'[1]

　TMS를 통해 심인성 국지(전환) 증상과 심신 증상이 동일한 정신적 목적에 봉사한다는 것은 분명히 밝혀졌다. 왜냐하면 이런 증상들은 한 환자에게서 동시에 발생할 수 있기 때문이다. 더욱이 불안은 신체적 증상과 동일한(혹은 유사한) 증상인 것처럼 보인다. 왜냐하면 신체적 증상이 사라지면서 불안이 나타났기 때문이다.

　심인성 국지(전환) 증상과 심신 증상에 동일한 심리학이 적용된다는 사실은, 프로이트의 히스테리 환자들이 '비활동성 *vegetative*' 증상을 갖고 있었다는 사실에 의해서 강화된다. 도라(프로이트의 여자 환자 - 옮긴이 주)는 '신경성 천식'을 앓았고, 구토로 고생했다. 이 두 가지 증상은 변화된 생리학을 보여주는 것으로서, 마비나 무감각 같은 히스테리 증상과는 다른 것이다. 히스테리 증상은 전적으로 대뇌에서 정교화된 과정의 결과다.'[2]

　내가 알기로, 프로이트는 히스테리나 심인성 증상의 신경생리학에 대해서는 언급하지 않았다. 이러한 태도는 자신이 생리학자가 아니라 심리학자라고 생각했던 그의 생각과 일치하는 것이다.

초기의 편지 교환에서 밝혀지듯이, 프로이트가 플리스를 우상화했다는 것은 흥미로운 일이다.[3]

이것은 플리스가 저명한 생리학자였고, 그때나 지금이나 생리학과 해부학을 의학의 핵심 분야라고 여겼기 때문에 그런 것은 아니었을까? 초창기에 프로이트는 열등감을 느꼈을지도 모른다. 그는 새로운 심리학의 창설에 굉장히 마음이 끌렸지만, 그것을 과학의 열등한 지부(支部)에 불과하다고 생각했다. 프로이트가 플리스에게 지원과 격려를 부탁했던 것은 순전히 심리학적 필요 때문이었을까, 아니면 자신이 '진정한 과학'의 반열에서 밀려난 데 따르는 고독과 우울 때문이었을까?

심신 의학(그리고 정신분석)을 연구하는 학생은 늘 열등감에 시달리게 된다. 아마도 자신의 작업 결과를 실험 과학의 규범에 따라 정의하고 기술할 수 없기 때문일 것이다. 만약 모든 인간의 기능을 물리 · 화학적 관점에서 정의할 수 있다면, 확실히 심신 의학은 그 과학의 일부가 아니다. 엄정한 실험 과학의 정의에 의하면, 질병 혹은 기능부전은 물리 · 화학적 이상의 결과이며 그 치료는 물리적 혹은 화학적 조치를 취해야만 가능하다는 것이다. 정신의학을 포함하여 모든 현대 의학은 이런 철학에 지배를 받고 있다.

그렇다면 이 책에서 설명한 것처럼, 교육 프로그램만으로 고통스러운 질환(전환 증상이든 생리적 증상이든)을 완전히 해결한 것은 어떻게 설명할 수 있는가?

분명, 우리가 잘 알지 못하는 또 다른 과학이 작동하고 있는 게 틀림없다. 브루노 베틀하임은 프로이트의 업적을 가리켜 '영혼 혹은 정신의 과학'[4] 이라고 풀이했는데, 그렇다면 이 과학을 '마음의 과학'이라고 불러보자. 하지만 강성 과학의 방법론은 이 과학에 적용될 수 없다. 현재로서는 이러한 인간 경험의 차원을 기술하는 객관적인 통계가 없기 때문에, 우리는 경험적 지식에 의존해야 한다.

프로이트는 자신이 인간이라는 동물에게서 굉장히 중요한 사항을 발견했다고 확신하여, 자신의 연구에 자신감(혹은 오만한 자부심)을 가지고 있었다. 그의 이론은 시간이 지남에 따라 비록 수정되기는 했지만, 그 사실만으로 프로이트 이론이 인간 이해에 획기적인 기여를 했다는 사실을 바꿔놓지는 못한다.

그 업적에 비추어 볼 때 그런 수정은 사소한 사항에 지나지 않는다. 진정한 과학자로서 프로이트는 자신의 관찰 사항을 확신했다. 비록 그것을 물리·화학적 견지에서 설명할 수는 없었지만, 그의 학문적 자부심은 대단했다.

정신적·정서적 현상이 두뇌의 신경 활동을 자극한다는 것은 이제 잘 알려진 사실이다. 그 자극 과정에서 물리적·화학적 반응이 일어나고, 이것이 감정적·신체적 증상의 원인이 된다.[5]

이 경우 두뇌의 화학적 상태가 기능부전을 가져오는 것이 아니다. 오히려 정신 *psyche*의 지시에 따라 화학 상태가 변하는 것이다.

심신 과정에서는 물리화학적 기계가 정서에 의해서 작동될 뿐, 그 역은 참이 아니다(psyche는 그리스어에서 나온 것으로서 '영혼'을 의미한다).

신체적 증상

프로이트는 다른 많은 사람들과 마찬가지로 노이로제와 증상 형성은 질병을 나타낸다고 말했다. 신체적 증상은 한 가지 이상의 의미를 갖고 있으며, 여러 가지 무의식 과정을 표상한다고 생각했다.[6]

TMS 이론은 심인성 증상이 일어나는 것은 보편적 현상이고, 단지 그 경중이나 강도 그리고 어떤 증상이 나타나느냐는 경우에 따라 차이가 있다고 본다. 이것은 모든 정상적인 사람들이 걸머져야 할 운명으로서 결코 질병이 아니다. 신체적 증상(특정 감정적 증상)의 심리적 목적은 다양한 외적·내적 압박의 결과인 위협적인 분노나 참을 수 없는 느낌으로부터 주의를 돌리는 것이다.

프로이트는 이렇게 말했다. "질병(노이로제)의 동기는 물론 약간의 이득을 얻기 위한 것이다." 그는 '질병'을 정신적 갈등의 해소책이라고 보았다. 그것이 1차적 소득이다. 그러나 프로이트는 2차적 소득을 더 중요하게 여긴다. 가령 그런 질병 덕분에 환자는 주의·동정·책임 면제 등을 보장받게 되는 것이다."[7]

그런데 여기서 전통적 정신분석 이론과 TMS의 진단과 치료에는 근본적인 차이가 발생한다.

TMS와 같은 심인성 증상을 얻는 데에 이득이 있다면, 그것은 무의식 속의 분노나 참을 수 없는 느낌의 표면화를 회피하는 것이 1차적 목적이다. 물론 2차적인 이득도 발생하겠지만(이것도 물론 무의식 속에서 발생), TMS의 임상 경험상 1차 이득보다는 중요성이 떨어지는 것으로 판명되었다.

이 주제는 단순히 기존의 정신분석 이론과는 다르다는 사실을 훨씬 뛰어넘는 중요성을 가지고 있다.

왜냐하면 이 2차 이득이라는 개념이 미국 전역에서 만성통증을 진단하고 치료하는 기반을 이루고 있기 때문이다. 그들은 신체 구조적인 이유나 근육결손 질환의 결과를 질병이라고 본다. 뿐만 아니라, 통증의 강도와 만성 여부는 2차 이득을 얻기 위한 무의식적 욕망의 결과라고 보는 것이다."[8]

나의 TMS 경험상, 만성통증은 극심한 통증과 똑같은 병리생리학을 갖고 있다. 통증의 강도나 만성 정도는 우선 주의를 딴 데로 돌리기 위해 통증을 필요로 하는 내재된 심리적 상태가 작용한 결과다. 그런데 치료 근거를 2차 이득에다 두는 것은 이중으로 잘못된 것이다. 이것은 통증의 진정한 원인을 인식하지 못한 것이며, 질환을 완화시키는 것이 아니라 영속시킨다. 게다가 증상의 심리적 중요성을 간과하고 있기 때문에 적절한 치료법을 동원하지 못한다. 더욱이 환자들에게 그 통증으로부터 이득을 누리려 한다고 둘러씌우는 것은, 환자를 모독하는 행위다.

환자를 척추센터라고 보는 신경학자 앤터니 휠러는 요통을 검토한 후에 질환의 원인과 지속에 기여하는 신경생리학적·심리적 요인을 밝혀냈다.[9]

휠러는 여러 관련 자료를 인용하면서, 우울·인성 질환·불안증·학대·유아 성학대·분노 또는 적개심·공포 등의 다양한 정신사회적 현상들을 열거했다. 이런 모든 현상들이 신체적 질환을 악화시킨다는 것이었다.

나의 경험으로 볼 때, 이러한 심리적 요인들은 무의식적 과정의 결과다. 또한 이 과정이 TMS의 특징인 신체증상을 일으키고, 통증을 지속시키는 원인이 된다.

프로이트는 이렇게 결론지었다.

"히스테리 증상은, 서로 다른 심리 체계에서 생겨난 두 개의 정반대 욕구가 단일 표현으로 합쳐질 수 있는 곳에서만 발달한다."[10]

그가 이 주장을 설명해 주는(입증해 주는 것은 아니지만) 사례로 제시한 것은 신경질적 구토 증세를 보이는 여자였다(구토는 생리적인 것이므로 히스테리가 아니다). 프로이트는 이렇게 설명했다. 정반대 되는 두 가지 소망 중 하나는 그녀의 무의식에서 나오는 것으로서, 계속적으로 (여러 남자에 의해) 임신을 하고 싶다는 것이다. 그리고 나머지 하나는 그녀의 잠재의식에서 나오는 것으로서, 그러한 무의식적 소망을 벌주는 것이다. 왜냐하면 구토는 그녀의 몸매와 얼굴을 망쳐놓을 것이기 때문이다(그리하여 남자에게 매력을 주지 못하고 또한 임신도 하지 못하게 될 것이다). 프로이트는 이미 그 이전에 정신신경증은 무의식적 소망의 충족으로 보아야 한다고 주장했다.

이와는 반대로, TMS 이론은 그 증상이 심신성이든 심인성 국지성(히스테리)이든 간에 나르시스적인 분노나 참을 수 없는 느낌에 대한 자기 보호적 반응이라고 판단한다. 그러니까 무의식적인 소망을 징벌하거나 충족하려는 메커니즘은 아니라고 본다.

여자 환자(구토를 하는 여자)에 대한 프로이트의 설명을 대체하는 TMS 이론은 이런 것이다. 판단을 내리는 수퍼에고(초자아)는 여자의 무의식적 소망이 위험하고·불안정하고·아이 같고·부도덕하다고 판단하여 허용 불가를 선언한다. 그러면 이런 선언에 반발하여 나르시스적인 분노가 작동한다. 그렇게 하여 무의식적인 에고(자아)와 수퍼에고(초자아)가 하나의 회피책으로 신체적 증상을 만들어낸다. 왜냐하면 무의식 속의 분노는 바람직하지 않은 느낌이 의식 속으로 표출될까 봐 두려워하고 개탄하기 때문이다.

프로이트는 또 다른 사례로 *14*세 소년의 경우를 들었다. 이 소년은 아버지가 새엄마를 집에 데려왔을 때, '발작적인 티크(안면 근육경련)·히스테리컬한 구토증·두통' 등을 경험했다. 프로이트는 이 소년이 아버지에 대해서 분노를 느끼고 있다고 결론지었다. 아버지는 예전에 아들이 '성기를 주물럭거린다'고 심하게 아들을 질책한 적이 있었다. 비록 프로이트는 명시적으로 그렇게 말하지는 않았지만, 소년의 증상은 분노를 대체하고 있다고 암시한다."[11]

TMS 이론으로 이 소년의 경우를 해석하면 이렇다. 새엄마의 출현은 소년의 누적된 분노에 한 가지 분노를 더 추가했다. 그리하여 분노는 임계점에 도달했고, 의식 속으로 표출될 것을 위협했다. 그리하여 그 분노를 회피하기 위한 수단으로 증상이 발현했다. 프로이트가 소년의 비활동성 증상인 구토를 히스테리라고 규정하고 있음을 주목하라.

죄의식의 문제에 대해 프로이트는 이렇게 말하고 있다.

"결국 우리는 '도덕적' 요인, 특히 죄의식의 문제를 다루고 있음을 알게 된다. 이 죄의식이 질병에서 그 만족을 얻고 그 징벌과 고통을 그만두지 않으려 한다. 우리는 이런 참담한 설명이 최종적인 것임을 받아들여야 한다. 그러나 정작 환자 본인과 관련하여, 이런 죄의식은 아무런 말도 해주지 않는다. 즉 그것은 환자에게 그가 죄를 지었다고 말해 주지 않는다. 환자는 죄를 느끼는 것이 아니라, 질병을 느끼는 것이다. 이 죄의식은 회복에 대한 저항으로서 자기 자신을 표현하고 있는 것이며, 그 저항을 극복하기란 대단히 어렵다."[12]

회복에 대한 저항은 증상이 계속되는 것으로 나타난다. 프로이트는 억압된 느낌은 죄의식임에 틀림없다고 결론지었다. 왜냐하면 증상 — 그것을 통증이라고 불러도 무방하다 — 은 징벌로 지각되고, 그 사람은 죄의식 때문에 자기 자신을 징벌하고 있는 것이다. 더욱이 프로이트는 이렇게 주장한다.

"노이로제 환자에게 잘 알려져 있는 '열등감'은 지나치게 비판적인 초자아가 자아를 비난한 결과다."

TMS 이론에 의하면, 자기비하(열등감)는 신통치 않은 부모ㆍ현대 사회의 갖가지 요구 사항ㆍ유전 요소 등 많은 요인들이 합쳐진 결과다. 초자아가 갖고 있는 높은 이상은 세상 사람들에게(자기 자신을 포함하여) 자기가 완벽하고 선량한 사람임을 입증하려는 결과다.

TMS 이론은 이렇게 주장한다.

증상을 일으키는 것은 자신을 징벌하려는 마음 때문이 아니다. 오히려 겉으로 노출될지도 모르는 끔찍한 느낌을 다른 곳으로 돌리려는 필요 때문에 증상이 생기는 것이다. 이것은 '자기징벌'이라기보다는 '자기보존책'이다. 이것은 회복에 대한 저항이 아니라 '발견'에 대한 저항이다.

초자아는 억압에 주된 역할을 한다. 왜냐하면 분노 같은 느낌이 의식 속으로 표출되면 완벽주의라는 이상적 기준이 붕괴되기 때문이다. 자아는 억압과 저항에 적극 가담한다. 그리하여 전(全) 개인이 노출된 분노의 결과, 가령 비난·거부·보복 등의 실제적 결과를 당하지 않게 된다.

내 경험상, 열성적인 치료에도 무반응일 정도로 심한 통증을 가진 환자는 감정이 매우 깊고 복잡하게 억압되어 있어서 더 심층적인 탐구, 즉 정신치료를 받아야 한다.

그렇다면 의식적인 죄의식은 어떻게 되는가? TMS 이론에 의하면, 무의식적인 분노만이 신체적 증상을 일으킨다. 〈에고와 이드〉에서 프로이트는 강박 노이로제와 우울증에서 나타나는 의식적인 죄의식을 언급했다. '왜 이런 질환에서만 죄의식이 그토록 강하게 작용하는지는 모르지만 초자아의 작용인 것 같다' 라고 그는 말했다.[13]

TMS 이론에 의하면, 죄의식은 초자아의 요구에 따른 정상적인 결과다. 이것이 무의식적 분노를 유도하고, 그리하여 신체적 증상이나 강박·불안·우울 같은 감정적 증상을 일으킨다. TMS 환자들에게서 증상을 강박적으로 생각하는 현상은 매우 흔하다. 이런 환자들은 엄청난 분노를 무의식 속에 갖고 있으므로 그렇게 되는 것이다. 강박과 우울 중 어느 하나를 선택하게 되는 이유는 불분명하지만, 어느 경우든 분노가 은폐되어 있는 것이다.

이 책의 제1장에서 논의한 바와 같이, 우울·불안·강박충동 증상 등은 모두 TMS성 증상이다.

아무리 불쾌하고·고통스럽고·위협적일지라도 의식적인 느낌은 증상을 일으키지 못한다. 억압되고 무의식적이고 무서운 느낌만이 신체적 증상이나 감정적 증상을 일으킬 수 있다.

나르시스적 분노

코헛은 감정적 병리학의 기반으로 나르시스적 분노의 개념을 충분히 발달시켰지만,[14] 프로이트의 〈쾌락 원칙을 넘어서〉라는 논문에 나오는 다음 문장을 보면 그도 코헛과 비슷한 생각을 했음을 말해 준다.

유아 성욕의 초기 발화는 소멸되어야 할 운명에 놓인다. 왜냐하면 그것은 현실과 양립할 수 없기 때문이다. 또 유아가 도달한 부적절한 발달 상태도 한몫 거든다. 그러한 성욕은 몹시 고통스러운 환경 속에서 멈추게 되고, 매우 고통스러운 느낌의 흔적을 아이에게 남긴다. 사랑의 상실과 실패는 그 뒤에 나르시스적 상흔의 형태로 자기 자존심에 영원한 상처를 남긴다. 이것은 내가 볼 때, 노이로제 환자들에게 그토록 흔한 '열등감' 조성에 기여한다.[15]

같은 논문의 뒷부분에서 프로이트는 이렇게 말했다. "아이가 받는 애정의 양은 점점 줄어들고, 그 대신 교육·비난의 말·징벌 등이 강화된다. 이런 것들은 마침내 그가 얼마나 경멸받는지를 확인해 준다.
이것은 유아 시대의 사랑의 특징이 결말지어지는 몇 가지 전형적 양상이다."[16]
이처럼 프로이트는 나르시스적 분노와 깊은 열등감을 서로 연결했다. 내가 볼 때 이런 연결 관계는 개인에 따라 정도 차이는 있지만, 현대 서구사회에서는 보편적인 현상이다. 그리고 이것이 심인성 증상학의 핵심사항이다. 프로이트는 사랑을 상실한 결과가 곧 분노라고 명시적으로 말하지는 않았지만, 그도 '사랑의 상실 = 분노'라는 등식에 찬성했을 것이다.
그러나 사랑의 상실뿐만 아니라 유아의 발달 과정에서 겪은 여러 가지 부정적 경험이 열등감과 나르시스적 분노에 기여한다는 점을 지적하고 싶다.

프로이트는 깊은 열등감을 여러 번 지적했으나, 그것이 노이로제나 다른 증상의 발생 요인이라고 말하지는 않았다. 반면, TMS 이론은 완벽주의와 선량주의가 자기비하(열등감)의 원인이라고 본다.

유아기와 아동기에 생긴 분노는 영구적인 것임이 분명하다. 말하자면 은행에 예금된 것이다. 예금은 평생을 통하여 '분노계좌'에 쌓여간다. 이것이 사람의 분노가 폭발하는 임계점의 차이를 설명해 준다.

즉 분노의 축적 상태에 따라 어떤 사람은 아이 때에, 어떤 사람은 *10*대에, 어떤 사람은 *20*대에 신체적 증상을 일으키는 것이다. 그러나 대부분의 사람들은 스트레스와 긴장이 최고조에 이르는 중년에 심인성 증상을 겪게 된다. 분노가 겉으로 폭발하지 않는 수준, 즉 분노의 문턱이 있는 듯하다. 가령 그 수준에 닿을 정도로 분노가 축적되었다면 그것은 의식 속으로 표출하려고 위협할 것이고, 그리하여 회피책을 필요로 하게 되고, 그 결과 신체적 증상이나 바람직하지 않은 감정적 증상(불안 · 공포증 · 강박증 · 우울증 등)으로 나타난다.

신체적 증상 · 불안 · 공포 · 강박

히스테리 공포증 또는 광장 공포증의 의미를 논의하는 과정에서 프로이트는 이렇게 말했다.

"노이로제 환자가 거리를 혼자서 건너가지 못한다고 하면, 우리는 이런 상태를 '증상'이라고 부를 수 있다. 만약 우리가 그에게 그가 불가능하다고 생각하는 일을 억지로 시키면, 그에게 불안만 엄습해 오게 될 것이다. 그리고 거리에서 불안이 엄습하게 되면, 광장 공포증을 촉발시키는 요인이 된다. 그러므로 증상은 불안의 발현을 회피하기 위한 목적으로 형성되었으며, 공포증은 불안을 막아내기 위한 성채로

건립된 것이다."*17

TMS 모델에서, 증상은 분노 혹은 참을 수 없는 느낌을 회피하기 위하여 형성된다고 본다. 공포증과 불안은 둘 다 '방어책'이며 용납할 수 없는 감정을 무의식 속에 잠복시키기 위한 회피 전략이다. 만약 그 환자에게 거리를 건너가게 하여 공포증을 제거하면, 그는 불안해지게 된다. 공포증과 불안은 심인성 신체적 증상과 유사한 증상이며, 그 목적은 억압된 분노나 기타 강력한 느낌으로부터 주의를 돌려서 그것이 의식 속에 표현되지 않도록 하는 것이다. 그것은 회피 수단이고 또 전형적인 방어책이다. 우리는 강박·불안·우울·신체적 증상이 서로 유사한 증상임을 지적했다. 이제 공포증도 그 유사 증상의 하나로 추가되어야 한다.

내부의 악마와 성자

프로이트는 〈에고와 이드〉에서 이렇게 썼다.

"죄의식의 상당 부분이 무의식 속에 잠복해 있다고 가정해 볼 수 있다. 왜냐하면 양심의 근원은 오이디푸스 콤플렉스와 깊게 관련되는데, 이 콤플렉스는 무의식에 들어 있기 때문이다. 정상적인 사람은 자신이 믿는 것보다 훨씬 부도덕하고 또 자신이 알고 있는 것보다 훨씬 도덕적이다. 정신분석은 인간의 부도덕한 측면과 관련된 주장을 더 믿고 있지만, 그래도 도덕적인 측면에 대해서도 역시 반대하지 않는다."*18

프로이트는 초자아가 오이디푸스 콤플렉스에 그 뿌리를 두고 있다고 주장한다. 여러 단계의 갈등과 경쟁을 지나가고 나면 개인은 부모의 가치관을 채택하게 되고, 그리하여 그것이 양심(초자아, 나를 초월하는 것, 나의 이상)이 된다.

그러나 우리는 아이의 발달 과정에서 온갖 부정적인 측면을 상징했던 부모가 어떻게 양심의 화신이 된다는 것인지 이해하기 어렵다. 가령 아버지는 완벽하고 선량한 이상적 아버지가 되고, 어머니는 자상하고 사랑하는 이상적 어머니가 된다는 것인데, 이것은 쉽게 받아들일 수 없다.

차라리 이것보다는 '나 자신과 이 세상을 상대로, 내가 완벽하고 선량하다는 것을 보여주겠다' 라는 본인의 생각이 양심을 만들어 낸다고 보는 것이 논리적이다. 이러한 이상적 기준은 우리들 주위에서 널리 볼 수 있는데, 문명 · 법률 · 종교 등이 그러한 것이다. 이런 이상은 부모 · 교사 · 종교 지도자 등이 주입한다. 완벽함과 선량함의 동기는 깊은 열등감에서 솟아 나오는 것이다.

TMS 이론은 양심이 오이디푸스 콤플렉스에서 나오는 것이 아니라, 깊은 열등감과 가정적 · 사회적 · 문화적 명령(압력)에서 생겨난다고 본다. 초자아의 독재자적 명령은 그 사람과 그를 둘러싼 세상에 그가 가치 있고(완벽하고) 선량한 개인임을 과시하기 위해서 고안된 것이다. 이것이 내부에 있는 성자다. 그러나 어릴 적의 나르시스적 분노가 일부 남아 있는 그 개인에겐 초자아의 요구 사항에 분개하는 악마도 있다. 따라서 프로이트가 지적한 대로, 우리의 무의식은 우리가 생각하는 것보다 더 좋기도 하고 또 더 나쁘기도 한 것이다.

수퍼에고의 근원이 무엇이든 간에, 그것이 가혹하고 독재자와 같은 정신적 역할을 한다는 것은 의심의 여지가 없다. TMS 이론은 이것(초자아)이 자아의 핵심을 분노하게 만든다고 본다. 왜냐하면 무의식의 자아는 유치하고 · 쾌락 지향적이고 · 무책임한 소망에 의해서 휘둘리기 때문이다.

심인성 신체 증상을 이해하기

강박성 노이로제에 대해 논의하면서 프로이트는 이렇게 말했다.
"무엇보다도 그것은 정신적 과정에서 우리가 결코 다 알 수 없는 신체적 흥분 — 히스테리적 전환 — 으로 비약하지 않는다."[19]

프로이트가 여기서 언급하는 비약은 TMS 모델에서는 사정이 달라진다. TMS 이론은 정서가 각종 생리학적 반응을 일으킬 수 있다고 보기 때문이다. 이러한 생리적 반응에는 프로이트가 히스테리성 전환 환자에게서 발견한 증상과 심인성 신체증상 등이 모두 포함된다. 만약 프로이트가 두뇌의 기능을 잘 모르겠다고 말한 것이라면(블랙박스), 그의 진술은 모든 심리적·정서적 과정에 적용된다. 하지만 우리는 두뇌 생리학에 대해서 많은 부분을 알아냈고, 그리하여 변연계·시상하부·자율계·면역계 등을 서로 연결할 수 있게 되었다. 따라서 우리는 '블랙박스' 수준 이상으로 심인성 신체증상을 설명할 수 있다.[20]

철학자이자 정신분석자인 조나단 리어는 이렇게 말한다. "실제로 비약은 가능하지 않다. 마음과 신체 사이에 메우기 불가능한 심연이 놓여 있어서 그런 것은 아니고, 태고(太古)의 수준에서는 신체가 곧 마음이기 때문이다."[21]

성인(成人)의 경우, 태고적 증거가 아직도 존재한다. 물론 그것이 정신 *psyche*의 전부는 아니지만, 매우 중요한 부분임에는 틀림없다. 하지만 마음과 신체 사이에 간격이 없고, 그리하여 비약이 필요 없다는 강력한 증거가 있다. 캔디스 퍼트와 그녀의 동료들은 두뇌의 정서 중추와 신체 사이에 존재하는 정보 네트워크를 입증했다.[22]

조지 맥닐은 경계선상의 인격 질환를 가진 한 환자의 사례를 보고했다. 그 환자는 출처를 알 수 없는 발열로 시달렸다. 맥닐은 정신과정이 변연계와 시상하부 사이의 뉴런 통로를 자극하여 자율적 '탈규제',

즉 발열(發熱)로 이어졌을 것이라고 추측한다.'23

이것은 이 책의 제 2부에서 설명된 통증 증후군에 관한 TMS 이론과 비슷하다.

프란츠 알렉산더의 공로

심신 의학에 관련된 의학 논문은 거의 전적으로 정신분석학자들이 제출한 것이다. 만약 TMS 이론대로 TMS와 유사 증상들이 무의식적 현상의 결과라면, 이것이 정신분석과 관련을 맺는 것은 타당하다.

왜냐하면 무의식은 분석적으로 훈련받은 정신치료사의 영역이기 때문이다. 그러나 이들 치료사는 이 문제를 연구하는 데 있어서 불리한 입장에 있다. 왜냐하면 그들은 심인성 질환을 가진 사람들을 다양하게 만날 기회가 없기 때문이다. 그 결과, 심인성 증세 발생을 다룬 그들의 이론은 정확성이 결핍되어 있다.

프로쉬'24는 시카고 정신분석연구소의 창립자인 프란츠 알렉산더와 그의 동료 프렌치와 폴록이 20세기에 들어와 심신 의학 분야에 크게 기여했다고 지적했다. 그리고 주류 의학에 의하여 거의 받아들여지기 직전까지 갔다고 한다.'25

그러나 안타깝게도 그 이상의 진전은 보지 못하고 말았다.

알렉산더는 '심인성 psychosomatic' 이라는 정의에 다양한 질환을 포함시켰다. 그러나 그와 그의 후계자들은 가장 흔한 심인성 증상인 신경근육두뇌 질환 neuromusculoskeletal maladies — 이 책의 주제 — 에 대해서는 알지 못했다.

알렉산더는 '비활동성 노이로제 vegetative neuroses' 라는 개념을 심인성 질환에 적용해서, 전환성 질환과 구별했다. 알렉산더의 분류표에 의하면, 편두통 · 고혈압 · 갑상선기능항진 · 심장 노이로제 · 류머티스 관절염 · 혈압 상승 · 실신 · 소화성 궤양 · 궤양성 대장염 · 변비 · 설사 · 피로 · 천식 등이 비활동성 노이로제에 해당한다.

그는 특정 무의식적 갈등을 특정 신체적 질환과 연결했으나, 이 책의 2장에서 제시한 것과 달리 전환 증상과 심인성 증상을 구분하지는 않았다. 알렉산더는 프로이트가 분명한 심인성 질환을 마치 전환 증상인 것처럼 자주 언급했다고 지적했다(이것은 나도 지적했던 바다). 그래서 심인성 질환이 무의식적 갈등의 결과라고 말했다는 것이다.

TMS 이론은 이 견해에 완전 동의한다. 하지만 증상을 일으키는 무의식 과정의 본질 · 증상의 목적 · 증상의 구체적 발현의 원칙 등에 있어서는 의견을 달리 한다. 비록 세부 사항에 들어가면 의견 차이가 있지만, 프로이트와 알렉산더의 작업은 TMS 이론을 지지하고 또 상호 연관성을 보여준다. 무엇보다 중요한 개념은, 신체적 증상이 무의식적 현상의 결과라는 것이다. 하지만 이 개념을 거부하는 현대 이론가들도 있다.[26]

알렉산더 이론과 TMS 이론의 주요 사항을 대비해 보면 다음과 같다.

1. 알렉산더는 유년기에 형성된 성격적 특징이 심인성 증상의 발달에 주요 역할을 한다고 보았다. TMS 이론도 여기에 완전 동의한다. 특히 환자의 성격이 완벽함과 선량함에 관련될 때는 더욱 그러하다.
2. 알렉산더는 스트레스가 많은 생활이 무의식 속에서 정서적 과정을 촉발해서 증상을 만들어 낸다고 보았다.
 TMS 이론도 여기에 동의한다. 이러한 스트레스성 사건들은 나르시시적 자아에 압력을 가하여 내적 분노가 생겨나게 한다.
3. 알렉산더와 동료들은 신체증상이 나타나는 신체 기관의 선택은 이른 바 'X'라는 체질적 요인과 관련된다고 보았다.

수천 명의 환자를 임상에서 만난 경험적 자료들을 토대로 하고 있는 TMS 이론은, 증상이 한 신체기관에서 다른 신체기관으로 옮겨갈 수 있다고 본다. 그리고 증상의 이동과 관련하여, 유전적 · 생화화적 · 생리학적 결정 요인은 없다고 본다. 단지 생리학적 개입의 정도 차이는 있다고 본다. 가령 TMS와 유사 증상 같은 비교적 가벼운 것으로 시작하여, 자가면역 · 심장혈관 · 암 카테고리 등 중증인 것 등이 있을 수 있다. 심각한 신체 질환을 일으키는 원인으로서 정서가 결정적 역할을 하는 것은 틀림없지만, 그 역할이 구체적으로 무엇인가에 대해서는 아직 연구가 더 진행되어야 한다.

왜 두뇌는 신체의 특정 기관을 선택하여 그런 증세를 일으키는가? 이 문제도 매우 흥미로운 것이다.

우리는 단지 TMS와 유사 증상의 범주 내에서 그 과정을 추측할 수 있을 뿐이다.

의학 역사가인 에드워드 쇼터는 이 문제에 대해서 아주 설득력 있는 글을 썼다. 그는 사람들이 무의식적으로 그 당시에 '유행하는 질환', 주류 의학계에서 '타당한 신체적 질환'이라고 생각되는 질병을 선택한다고 주장했다.[27]

우리는 이것을 '사회적 전염 *social contagion*'이라고 부를 수 있을 것이다. 나는 증상 선택에 사회적 이유가 개입한다는 쇼터의 주장에 동의한다.

미국 내에서 가장 많이 발견되는 통증 질환의 두 가지 사례는 다음과 같다.

1. 허리 · 목 · 어깨 · 팔다리에 일어나는 통증 증후군 TMS.
2. 반복성 스트레스 손상(RSI)—이것 역시 TMS의 일종이다.

이 두 질환은 많은 사람들을 괴롭히는 통증 증후군이지만, 정통 의학계에서는 결코 심인성이라고 진단하지 않는다. 환자들은 비(非)심인성, 신체 구조적 진단을 더 좋아하고 각 분야의 의사들은 선선히 이런 요구에 따르는 것이다. 이렇게 하여 유행병이 퍼지는 무대가 완벽하게 마련된다.

만약 증상이 강력한 약제에 의해 성공적으로 치유되면(가령 소화성 궤양), 정신은 신체의 다른 부분으로 시선을 돌리는 것이다. 가령 위장에서 등으로, 혹은 목에서 머리로 옮겨가는 것이다.

증상 — TMS 및 유사 증상 · 자가면역 질환 · 심각한 심장혈관 질환 혹은 암 등 — 의 선택은 정서적 상태의 경중과 강도에 따라 결정되는 것이 아닌가 생각된다. 심각한 정서 상태일수록 더욱 강력하게 억압되고, 그리하여 증상 선택에 중요한 요인이 된다.

나는 심각한 증세에서 경미한 증세로 옮겨가는 환자들을 많이 보았다. 예를 들면 대식증이나 신경성 식욕감퇴에서 등통으로 옮겨가는 것이다. 이렇게 되는 것은 환자들의 정서적 상태가 많이 완화되어 강력한 회피책이 필요 없어진 때문이 아닌가 한다. 말하자면, 심리적 상태의 강약이 증상 선택의 요인이 되는 것이다.

알렉산더는 프로이트를 뛰어넘어 비활동성 증상이 갈등 과정의 결과고, 그래서 분석 치료에 의해서 치료할 수 있다고 주장했다.

TMS 이론은 알렉산더의 주장에 동의하며 또 그러한 증상이 치료 가능하다는 것을 증명했다. 그러니까 독재적이고 전제적인 초자아와 나르시스적인 자아 사이의 갈등이 심인성 신체증상을 만들어 내는 것이다.

하인즈 코헛

TMS에 관련을 둔 심인성 발병, 심신증상 이론은 프로이트와 알렉산더를 넘어서서, *1970*년대와 *1980*년대에 활동했던 하인즈 코헛이 세운 자기 심리학 *Self Psychology*의 구조에도 크게 의존하고 있다.·[28]

처음부터 특정 성격 유형이 심인성 질환의 발생에 중요한 역할을 한다는 것이 분명했다. 그런 성격은 수퍼에고에 의해서 촉발된 '완벽과 선량' 충동이다. 그러면 질문은 이런 것이 된다. 이런 성격과 신체증상을 연결하는 연결 고리는 무엇인가? 이 질문에 대해서는 코헛의 나르시스적 분노가 그 간격을 메워준다.

코헛은 〈자기 심리학〉으로 알려진 이론을 개발했는데 그 핵심은 이러하다. 발달 과정에서 유아는 어머니(자기 심리학 용어로는 자기 대상 *selfobject*라고 한다)로부터 다양한 반응을 이끌어낸다. 이러한 반응은 정상적인 정서적 성장과 발달에 필수적인 것이다. 최적의 상황에 놓여진 어린아이의 자아 *self*는 존경받고·사랑 받고·칭찬 받고·인정받게 되는데, 이것을 과대 이상적인 자아 *grandiose self*의 반영이라고 한다. 강력한 부모상(像)에 일치된다는 느낌, 엄마와 비슷한 사람이 된다는 느낌을 가리켜 쌍둥이 느낌 *twinship*이라고 하는데, 이것이 건강한 자아 발달에 도움을 준다.

코헛은 정신병리학은 '자아 구조의 결핍·자아의 왜곡·자아의 허약화' 등을 다루는 것이며, 이러한 특징은 어머니와 아이 사이에 벌어지는 불일치의 결과이다. 어머니가 심리적인 문제가 있다면, 그런 불일치의 결정적 요인은 어머니가 된다. 그러나 문화적·사회적 요구 사항도 그런 불일치에 기여한다. 아이 자신이 직접적으로 기여하는 것은 그의 유전적 요인 정도다.

심리적 요구사항을 제대로 충족하지 못하면서 자라난 아이는 문제 있는 어른이 되기 쉽다. 그 중에서도 나르시스적 분노가 특징인 나르시스적 성격 질환자가 되기 쉽다.

이 이론은 분노가 자아 결핍에서 온다고 주장함으로써 기존의 정통 정신병리학에서 과감히 이탈하고 있다. 그러므로 치료는 환자의 무의식 속 내용을 까발리는 것보다 나르시스적 상처를 치유하는 쪽으로 이루어져야 한다고 코헛은 주장했다.

이 이론은 성인에게 어떻게 관련되는가? 특히 TMS와는 어떻게 관련되는가?

코헛은 나르시시즘의 발전 과정은 뚜렷한 발달선(發達線)이 있다고 주장한다. 유아 시절과 그후의 단계에서 이 나르시시즘을 적절히 부추겨주면 정상적이고 · 성숙되고 · 일관적이며 · 건강한 자아를 형성하게 된다. 결핍된 자아가 쉽게 상처를 받을 때 병리적 상태가 발생하고, 그리하여 지속적인 분노 상태에 빠져들게 된다. 자기 심리학은 분노가 나르시스적 손상에 따르는 '해체의 결과'이며, 증상은 그 분노의 신체적 표현이라고 주장한다.

TMS 이론은 분노가 우리들의 내면에 조금씩 남아 있는 '어린아이'가 나르시스적 손상에 정상적으로 반응하는 것이라고 본다. 그러나 우리는 지적 수준에서 그런 분노에 대한 논리적 변명을 찾아내려고 한다. 손상에 대해 그런 원시적이고 과도한 반응을 보였다는 사실을 인정할 수 없기 때문이다. 우리는 분노가 우리 안에 있는 '어린아이'의 정상적인 반응이라는 걸 받아들여야 한다.

TMS 이론은 심인성 질환을 완벽히 설명하기 위해 나르시스적 분노라는 개념을 필요로 한다. 그러나 심인성 질환에 관한 TMS 모델은 여기에서 한 발자국 더 나아가 나르시시즘과 나르시스적 분노가 인간의 보편적 현상이라고 주장한다. 이것은 심인성 증상이 정상적인 사람들 — 남녀노소 할 것 없이 — 사이에서도 보편적으로 나타나는 것을 보고서 내린 결론이다. 그래서 우리는 거꾸로, 그러니까 신체에서 정신으로 추론해 가는 것이다. 심인성 증상이 무의식적 분노로부터 주의를 돌리기 위한 것이고, 누구나 다 심인성 증상을 갖고 있는 것이라면 모든 사람이 무의식적 분노를 갖고 있다고 결론지을 수 있다. 우리는 이것이 진실이라고 믿는다. 그래서 이 근본적 사실에 대한 무지가 서구 사회에서 벌어지는 통증 유행병과 각종 질환의 원인이라고 생각한다.

스탠리 코언

나는 콜롬비아대학의 정신분석학자인 스탠리 코언에게도 학문적으로 신세를 졌다. 코언은 TMS 증상이 불안 유사 증상이 아니라 분명한 회피 과정이라고 말했다. 이 생각은 TMS를 개념화하는 데 매우 중요했다. 그것은 한편으로는 신체증상학의 목적을 밝혀주고 다른 한편으로는 환자들이 인지-분석 치료에 의해 '치료'되는 이유를 설명해 주었다.

신체증상은 환자들의 주의를 정신에서 신체 쪽으로 돌린다. 그리하여 억압된 분노가 의식 속으로 표출되는 것을 막아버리는 억압 과정을 돕는다. 나의 프로그램은 이 은밀한 과정의 진상을 폭로하여 그 과정을 무효화하는 것이다. 무의식적 분노의 존재를 의식하면, 환자는 더 이상 회피책을 쓸 필요가 없고, 다음 질문(회복의 과정)으로 부드럽게 넘어갈 수 있다.

무의식은 의식이 될 수 있는가?

이것은 대단히 중요한 문제이다. 이것은 치료 전략과 관계될 뿐만 아니라 심신 질환의 생리학과도 관계된다.

그레임 테일러

〈심신 의학과 현대 정신분석학 *Psychosomatic Medicine and Contemporary Psychoanalysis*〉라는 자신의 저서에서 캐나다 정신분석학자인 그레임 테일러는 이렇게 말했다.

"꿈이 무의식적인 마음에 의해서만 촉발되는 것이 아니라는 임상적 증거가 있다. 만약 무의식만이 꿈을 촉발하는 것이라면, 정신분석이나 정신분석적 정신치료가 '무의식을 의식으로 바꾼다면', 꿈을 꾸는 회수가 줄어들어야 할 것이다. 그러나 의식적 통찰은 꿈의 회수를 줄이지 못했다."[29]

여기에는 중대한 오해가 있다. 통찰(어떤 사실에 대한 인식)은 무의식을 의식으로 만들어주지 못한다.

그것은 억압된 정서의 존재를 알려줄 뿐이다. 억압된 분노로 인한 심인성 질환을 앓고 있는 환자를 여러 해 동안 진단하고 치료하면서, 나는 무의식을 의식으로 표출한 환자는 딱 한 명을 만나보았을 뿐이다(43~47쪽 참조). 나와 함께 일하는 정신치료사들도 이런 과정을 가끔 목격한다고 말한다. 그러나 그렇다고 해서 사람들이 더 이상 느낌을 만들어 내지도 않고 억압도 하지 않는다는 뜻이 아니다. 무섭고 강력한 느낌은 끊임없이 발생하고, 그리하여 계속 축적되고 또 억압된다.

물론 통찰은 꿈의 회수를 줄이지 못한다. 왜냐하면 통찰은 무의식을 의식으로 바꾸어놓지 못하기 때문이다. 억압의 과정은 대단히 효율적이다. 그렇기 때문에 심인성 증상(심신 질환)이 보편적인 것이다. 이런 증상은 억압이 승리했음을 보여준다.

이것은 억압된 정서가 의식으로 표출하려고 하지 않는다는 얘기가 아니다. 오히려 이것은 심인성 증상의 핵심에 놓여져 있는 문제다. 이 의식을 향한 충동, 억압된 것을 표출하려는 위협(의식적으로 느껴지고 표현되는)이 회피책의 근거가 되는 것이며 그리하여 신체적·감정적 질환을 낳게 되는 것이다.

리어는 이런 충동을 가리켜 '표현을 향한 동경', 또는 '사고와 느낌의 통합' 이라고 말했다.'[30]

그는 프로이트와 브로이어가 이것을 카타르시스로 잘못 말한 것이 아닐까 하고 생각했다. 리어는 사고와 느낌의 통합은 정신역동학적으로 볼 때 카타르시스와는 다른 것이라고 보았다. 심인성 질환을 치료해 주는 것은 느낌의 배설(카타르시스)이 아니라 느낌의 인식(깨달음)이라는 것이다. 우리는 성공적으로 치유된 TMS 환자에게서 바로 이것(느낌의 인식)을 보았다.

대부분의 TMS 환자의 경우, 그들에게 증상이 심인성이라고 말하고 그 심인성의 구체적 요인을 설명해 주면, 그것으로 증상이 사라졌다. 그들은 '카타르시스 경험'을 느끼지 못했다. 단지 지식을 얻었을 뿐이다. 앞에서도 언급한 것처럼 강력하게 억압된 느낌을 의식적으로 경험하는 것은 비교적 드문 일이다.

긴 시간에 걸쳐 분석적인 정신치료를 받아야만 전에 억압된 정서를 느낄 수가 있다. 하지만 이 과정에서도 그런 인식(깨달음)을 방해하려는 다양한 방어책이 무의식 속에서 동원된다.

신경생물학 · 정신생물학 · 탈규제

이 자리는 심신 의학의 대체 이론을 완벽하게 설명하는 자리는 아니다. 그러나 그 중 한 가지 사항을 거론하고자 한다. 그것이 TMS 이론의 타당성과 관련되기 때문이다.

테일러는 TMS의 이론적 배경을 다음과 같이 명석하게 설명했다.

"기존의 심인성 질병의 모델은 이런 것이었다. 스트레스가 많은 환경과 정신 내의 갈등이 합쳐져서 어떤 특정한 심리 상태를 만들어내고,

이것이 신체 생리를 바꾸어서 마침내 신체 기능과 구조에 병리적인 변화를 가져온다. 이 선형 모델 *linear model*은 인생 경험에 대한 심리적·생리적 반응은 인과적으로 연결되어 있고 동일한 신경 과정을 통해서 벌어진다고 보고 있다."•31

이어 테일러는 이 선형 모델을 거부하고 다른 새로운 이론을 내놓고 있다.

그러나 TMS는 선형 이론을 따른다. 그래서 새로운 이론이 불필요하다고 생각한다. TMS 이론으로 환자를 성공적으로 고친 사례는 히스테리 환자를 성공적으로 고친 프로이트의 사례와 비슷하다. 따라서 우리는 대체 이론의 필요성을 느끼지 못한다.

테일러가 내놓은 새로운 이론의 핵심은 이런 것이다. 정신사회적 현상과 외부의 자극은 마음에 아무런 영향을 주지 않은 채 직접 신체 상태를 바꿀 수 있다. 이런 기본적인 생각으로부터 전반적 시스템 이론·바이오피드백·자기규제·탈규제 등의 정교한 가설이 만들어지고, 이런 가설을 바탕으로 테일러는 건강과 질병의 문제를 설명한다.

테일러는 구체적 사례로써 심근경색증을 앓다가 회복된 남자들의 수명을 보고하는 연구를 들었다.•32

사회적 관계를 원만하게 유지하는 남자들이 그렇지 못한 남자들보다 더 오래 살았다는 것이다.

하지만 이 연구가 어떻게 새로운 이론 모델을 뒷받침하는지 수긍이 가지 않는다. 물론 옛날의 이론 모델도 긍정적 인생 경험과 부정적 인생 경험이 어떻게 신체 기능에 영향을 미치는지 구체적 정보를 내놓지 못한다. 그러나 이 새로운 이론 모델도 그런 정보를 내놓지 못하기는 마찬가지다. TMS 이론은 특정 심인성 질환이 어떻게 발생하는지 구체적으로 설명한다. 따라서 그런 질환을 설명하기 위해 정신생물학적 탈규제 *psychobiological disregulation* 개념을 필요로 하지 않는다.

테일러의 새 이론은 두 가지 과정이 작용하고 있다고 주장한다. 즉 심리적인 지원을 받는 현상은 마음과 신체에 동시에 작용한다는 것이다. 그래서 어린 시절 심리적으로 박탈을 당한 사람은 어른이 되어서도 특정 심리적 결핍을 가질 수 있고, 또 신체적으로도 '탈규제' 된다는 것이다. 이렇게 하여 테일러는 심인성 증상은 두뇌를 통한 과정이라기보다 대상 신체 기관에 직접 작용하는 과정이라고 주장한다.

만약 이것이 사실이라면 TMS 치료의 치료 결과를 설명할 길이 없게 된다. 왜냐하면 증상의 해소는 두뇌를 통해 직접 매개되기 때문이다(무의식의 분노를 인식함으로써 해소되기 때문이다). 환자가 증상의 원인을 이해하면 통증은 사라지는 것이다.

테일러가 치료한 환자의 사례 연구는 시사하는 바가 매우 많다. 환자는 42세의 이혼한 여성으로서 각종 심인성 증상에 시달리고 있었다. 그녀는 자영업자였는데, 까다로운 친정 어머니와 갈등을 느꼈고 또 사회적으로 도움을 받는 사람이 별로 없었다. 테일러는 처음에 행동요법을 실시했으나, 그녀에게 증상의 원인은 어머니와 원만하지 못한 관계 때문이라고 설명해 주었다. 아울러 자신이 규정적 기능을 수행하는 자기 대상 *selfobject*이라고 그녀에게 말해 주었다. 어느 정도 증상이 완화되어 그가 치료 관계를 끝내려 하자, 환자는 그 순간 안면 신경마비가 왔다.

나는 이 환자의 사례를 이렇게 해석한다. 환자는 어머니와 갈등 · 배우자 상실(이혼) · 사회적 지지 부족 등으로 분노를 느끼고 있다. 테일러는 상냥한 의사였다. 그는 그녀를 치료하겠다고 약속함으로써 그녀의 사회적 · 개인적 문제에 대한 분노를 완화시켰다. 그는 근육 완화 기술을 구사했으나, 그녀의 증상은 어머니와 갈등 때문이라는 통찰을 분명히 일러주었다. 그가 어떤 치료 방법을 선택했더라도 별로 차이가 없었을 것이다. 왜냐하면 이 자상한 의사가 그녀를 돌봐주고, 그녀의 분노를 완화시켜준 것이 일차적 치료 효과를 가져왔기 때문이다. 의사는 코헛이 말한 공감적 지지를 아끼지 않았던 것이다. 그리하여 그녀의 원래 증상은 다소 누그러졌다.

그런데 바로 그때 의사가 더 이상의 치료가 필요 없다며 그녀에게 오지 말라고 했던 것이다! 그것은 결정타였다. 이제 그녀의 분노는 '위험스러운' 수준으로 증가했다. 즉 억압을 탈출하여 의식의 표면으로 솟구치려는 수준까지 온 것이었다.

그러나 무엇보다도(환자의 무의식은 그렇게 말했다), 그녀를 도와준 이 좋은 의사에게 분노를 터트린다면 그건 용서받을 수 없는 일이 될 터였다. 그래서 그녀의 정신은 회피책을 동원했다. 그것은 오른쪽 뇌신경 중 제 7번 신경을 압박하는 것이었다. TMS의 특징인 심신 메커니즘을 통해, 자율신경이 매개된 국소빈혈이 온 것이다. 안면 신경마비는 내가 TMS의 신경적 발현 중의 하나라고 말한 그 증상이다.

테일러의 사례는 TMS 과정이 어떻게 움직이는지 잘 보여주는 훌륭한 사례다. 이 사례를 잘 분석해 보면, 코헛이 말한 '자기 대상'이라는 용어는 동원할 수도 있겠지만 '규제 기능'이라는 용어는 불필요한 것임을 알게 된다. 그는 그녀를 규제하지 않았다. 오히려 그녀에게 각종 정보를 주고 그녀를 돌보아 주었다.

테일러의 정신역동학적인 사건들을 종합하면 이렇게 된다. 성격적 특성과 인생 환경이 겹쳐져서 충분한 나르시스적 분노를 만들어냈다. 그리고 이 분노에서 신체적 증상(그 여자 환자가 테일러를 처음 만났을 때의 그 상황)이 나왔다. 그는 그녀를 치료해 주었고 그래서 증상이 완화되었으며, 그 다음에 그는 그녀의 치료를 중단했다.

이 사례는 환자들이 분노의 원인을 알면 치료에 도움이 된다는 사실을 확인해 준다. 사실 이것이 TMS 치료의 근본 원칙이다. 테일러는 환자에게 어머니와 '갈등'이 증상의 원인이라고 말해 주었다(여기까지는 전형적인 TMS 방법이다). 그는 또 코헛이 말하는 공감도 제공했다. 실제로 이 공감이 가장 큰 치료 효과를 발휘했으리라 여겨진다. 내 임상 경험에 비추어 보아도, 무엇보다도 깨달음(통찰)이 중요하다.

그것은 내 책을 읽기만 하는 것으로 증상을 치료한 사람들의 사례가 증명한다.

그렇다면 테일러는 왜 새로운 심신 의학의 모델을 도입하려 했을까? 이것은 현대 의학이 심인성 질환을 적절히 다루지 못하고 있음을 보여주는 사례다. 또한 '과학'의 반열로 돌아가고 싶은 충동을 반영하는 사례이기도 하다. 정신분석은 정신과 의사들 사이에 인기가 없어진 지 오래다. 더 이상 심신 의학의 이론적 배경으로 받아들여지지 않는다. 그리하여 새로운 이론이 필요하게 되었다. 물론 그 이론은 '강성 과학'에 합당한 것이라야 한다. 그리하여 '구조적 정신의 결함' 혹은 언어표현불능증 *alexithymia*이라고 진단된 사람들의 신경해부학적 결함의 개념이 나왔다.

이 용어(언어표현불능증)는 말로 자신의 느낌을 표현하지 못하거나 그 느낌을 인식하지 못하는 환자들을 가리키는 의학 용어다. 심신 의학도인 네미아는 구조적 두뇌 결함과 관련된 별도의 질환이 있다고 주장했다.[33]

맥도걸은 언어표현불능증 환자의 그러한 행동은 무서운 느낌에 대한 방어책이 된다고 말했는데,[34] 나는 이에 동의한다. 그러한 행동이 정신치료를 받아야 할 TMS환자들에게서도 발견되었기 때문이다. 그들은 모두 신체적 통증을 갖고 있었고, 그래서 전형적으로 심인성 환자였다. 그러나 그들은 맥도걸이 말한 바와 같이, 자기 문제가 심인성이라는 것을 깨닫지 못했다. 환자는 자신의 증상이 심인성이라는 사실을 완강히 거부했고, 그리하여 더 이상 심인성이라는 진단을 내리기가 어렵게 되었다. I. M. 레서와 B. Z. 레서는 언어표현불능증 같은 이

론적 개념이 실제로 존재하는 것처럼 설명해서는 안 된다고 경고하고 있다.*35

여기서 우리는 순수한 '선형적 linear' 심인성 개념이 발달할 기회가 없었다는 것을 지적해 두어야겠다. 오래 전 프란츠 알렉산더가 그 개념을 제안했으나 아무도 그의 작업을 계승하지 않았다.

열등감에 시달리는 데다가 실험보다는 경험으로 자신들의 견해를 설명하기 때문에, 많은 정신분석학자들은 더 '과학적인' 냄새를 풍기는 이론들을 열렬히 받아들였다. 그러나 이 책 〈TMS 통증치료혁명〉에서 주장한 심인성 이론은 비교적 간단하게 그 진단적·치료적 근거를 제시하고 있다. 더욱이 이 이론은 성공적인 검증(환자의 치료)을 거쳤기 때문에, 정확한 것이라 할 수 있다.

우리가 뇌의 기본적인 기능을 샅샅이 알아낼 때까지, 정서의 영역과 정서에 따른 증상학의 영역은 여전히 신비의 베일을 두르고 있을 것이다. 물리학·화학·인공지능도 뇌의 신비를 풀지는 못할 것이다. 이 신비를 해결하려면 새로운 인식론이 생겨나야 할지도 모른다. 그때까지는 조심스럽게 관찰을 하고, 또 그것을 바탕으로 조치를 취하는 과학적 성실성이 정말 중요하다고 하겠다.

*1. S. Freud, *Complete Psychological Works* (London: Hogarth Press, 1953~1961), ⅩⅩ: 87~174.
*2. 같은 책, Ⅶ: 7~63.
*3. S. J. Coen, *Between Author and Reader* (New York: Columbia University Press, 1994).
*4. B. Bettelheim, "Freud and the Soul", in *The New Yorker*, March 1, 1982.
*5. C. B. Pert, Molecules of Emotion (New York: Scribner's, 1997); S. Reichlin, "Neuroendocrine-immune interaction," in *New England Journal of Medicine* 329 (1993): 1246~1253.
*6. Freud, *Works*, Ⅶ: 47.
*7. 같은 책, Ⅶ: 43.

*8. W. E. Fordyce, *Behavioral Methods for Chronic Pain and Illness* (St. Louis: C. V. Mosby, 1976).
*9. A. H. Wheeler, "Evolutionary Mechanisms in Chronic Low Back Pain and Rationale for Treatment," in *American Journal of Pain Management* 5 (1995): 62~66.
*10. Freud, *Works*, V: 569.
*11. 같은 책, V: 619.
*12. 같은 책, XIX: 48~59.
*13. 같은 책.
*14. H. Kohut, *The Analysis of the Self* (New York: International Universities Press, 1971).
*15. Freud, *Works*, XVIII: 20.
*16. 같은 책, XVIII: 21.
*17. 같은 책, V: 581~582.
*18. 같은 책, XIX: 48~59.
*19. 같은 책, X.
*20. Pert, *Molecules of Emotions*; Reichlin, "Neuroendocrine-immune Interactions."
*21. J. Lear, *Love and Its Place in Nature: A Philosophical Interpretation of Freudian Psychoanalysis* (New York: Farrar, Strauss and Giroux, 1990), 39.
*22. Pert, *Molecules of Emotion*
*23. G. N. McNeil, L. H. Leighton, and A. M. Elkins, "Possible Psychogenic Fever of 103 F in a Patient with Borderline Personality Disorder," in *American Journal of Psychiatry* 141 (1984): 896~897.
*24. J. Frosch, *Psychodynamic Psychiatry* (Madison, Conn.: International Universities Press, 1990).
*25. F. Alexander, *Psychosomatic Medicine* (New York: W. W. Norton, 1950); F. Alexander, T. M. French and G. H. Pollock, *Psychosomatic Specificity* (University of Chicago Press, 1968).
*26. Z. J. Lipowski, "Somatization: The Concept and Its Clinical Application," in *American Journal of Psychiatry* 145 (1988): 1358~1368 ; M. F. Reiser, *Mind, Brain, Body* (New York: Basic Books, 1984); E. L. Rossi, *The Psychobiology of Mind-Body Healing* (New York: W. W. Norton, 1986).
*27. E. Shorter, *From Paralysis to Fatigue: A History of Psychosomatic Illness in the Modern Era* (New York: The Free Press, 1992).
*28. Kohut, *Analysis of the Self*; H. Kohut and E. Wolf, "The Disorders of the Self and

Their Treatment," in *International Journal of Psychoanalysis* 59 (1978): 413~425.

*29. G. J. Taylor, *Psychosomatic Medicine and Contemporary Psychoanalysis* (Madison, Conn.: International Universities Press, 1987), 203.

*30. Lear, *Love and Its Place*.

*31. Taylor, *Psychosomatic Medicine*, 279.

*32. 같은 책, 287.

*33. J. C. Nemiah, "Alexithymia: Theoretical Considerations," in *Psychotherapy and Psychosomatics* 28 (1977): 199~206.

*34. J. McDougall, *Theaters of the Body* (New York: W. W. Norton, 1989).

*35. I. M. Lesser and B. Z. Lesser, "Alexithymia: Examining the Development of a Psychological Concept," in *American Journal of Psychiatry* 140 (1983): 1305~1308.

옮긴이 말

정신분석 철학자인 조나단 리어는 이렇게 말했다. "마음과 신체 사이에 메꾸기 불가능한 심연이 놓여 있어서 그런 것이 아니고, 태고(太古)의 수준에서는 신체가 곧 마음이기 때문이다."

신체가 곧 마음이고, 마음이 곧 신체라니? 무슨 소린가.

사실이 곧 그렇다. 우리의 신체는 분명 마음(잠재의식)의 거울인 것이다. 마음과 신체가 일체라는 것은 잠재의식(무의식)과 신체를 말하는 것이지, 현재의 의식과 신체를 말하는 것이 아니다.

고래(古來)로 동양 문화권에선 심신일여(心身一如)라는 철학적 전통의 맥을 이어왔다. 반야심경에도 그런 뜻이 담겨져 있다.

현대의 정신의학에선 일찍이 정신분석학의 창시자인 지그문트 프로이트에 의해 심신의 상관관계가 부분적으로 밝혀지기 시작했다. 그 후 프란츠 알렉산더 같은 학자가 신체 질환의 상당수는 잠재의식에 있는 갈등의 표현이라고 주장했다.

그러나 애석하게도 시각적 입증이나 객관적 증명만을 강요하는 현대의 강성 과학 *hard science*의 영향 탓에, 정신분석학은 그 영향력이 점차 쇠퇴해 갔던 감이 없지 않다. 말하자면 심인성 질환도 상당 부분은 기질적인 병일 가능성이 있다는 쪽으로 기우는 게 현대 의학의 추세였다.

그러나 이런 학문적 조류에 반기를 들고, 신체적 질병의 치료에 있어서 다시 잠재의식의 중요성을 일깨운 이가 다름 아닌 이 책의 저자이기도 한 재활의학 전문의 사노 박사다. 그는 이미 미국에서 〈등통 치료법〉이란 책으로 베스트셀러를 만든 장본인이기도 한데, 이번 책 역시 베스트셀러로 미국에선 널리 애독되고 있다.

 이 책은 재활의학 분야의 전문의이인 저자가 의학 일반과 정신분석에 대한 해박한 지식을 바탕으로, 자신이 직접 진료한 환자들의 경우를 예로 들어가면서 통증 치료에 대해 알기 쉽게 설명하고 있다. 또 책을 읽다보면 진료에 임하는 저자의 진지함과 학구적 열정은 같은 의사가 봐도 본받아야 할 모습으로 비쳐진다.

 이 책의 주제는 '통증'에 대한 이해와 치료에 관한 것이 대부분이다. 그는 현대사회는 각종 만성통증이 마치 유행병처럼 늘어가고 있다고 진단한다. 때문에 공중 보건학적으로도 큰 문제다. 그 원인은 사회심리학적 배경도 있으나, 대부분은 환자들이 잠재의식에 내재된 갈등을 통증의 근본적 원인으로 이해하지 못한 데 있다고 그는 주장한다.

 이런 주장은 사실 그리 새로운 것이 아니다. 정신의학 일반에서는 학술적으로 이미 충분히 연구가 된 상태다. 그러나 사노 박사의 임상 경험은 '통증'에 대한 풍부한 임상적 경험을 토대로, 새롭게 정리한 느낌을 준다.

 사실 통증을 호소하는 환자들은 '신체적 통증이 신체적 이상에서 기인되는 것이다'는 확신을 갖고 있다. 때문에 상당수의 환자들은 마음에서 비롯된 것임을 깨닫지 못한다. 그래서 그들이 정신과적 치료를 기피하거나 거부감을 갖는 것도 그리 이상한 일은 아니다. 그들 대부분은 통증전문의나 재활의학과 또는 신경과(신경 질환 탓으로도 봄으로)를 찾아가서 흔히 진료를 받곤 한다. 그러나 이 같은 물리적 요법에는 분명 한계가 있다.

 저자는 심신일여(心身一如)라고 하는 철학적 기반으로, 마음과 신체는 끊임없이 서로 상호작용을 한다는 것을 구체적 임상 사례를 통해 보여주고 있다.

저자의 통증 치료에 대한 접근 방법엔 다소 무리한 해석도 없지 않으며, 무의식을 다소 가볍게 다룬 면도 눈에 띈다. 그러나 자신을 제대로 아는 것만이 통증을 제대로 극복하는 한 방법이라는 사실… 이 원리 하나만이라도 체득하면 커다란 소득이 될 것임이 분명하다.

만성 통증으로 고생을 겪는 환자들, 그리고 특히 의료계 종사자나 각 분야 의료 전문가들에게도 일독을 권하고 싶다.

신 승 철

도서출판 승산에서 만든 책들

물리 How the nature behaves

아인슈타인의 베일 : 양자물리학의 새로운 세계
안톤 차일링거 지음 / 전대호 옮김 / 312쪽 / 15,000원

양자물리학의 전체적인 흐름을 심오한 질문들을 통해 설명하는 책. 세계의 비밀을 감추고 있는 거대한 '베일'을 양자이론으로 점차 들춰낸다. 고전물리학에서부터 최첨단의 실험 결과에 이르기까지, 일반 독자를 위해 쉽게 설명하고 있어 과학 논술을 준비하는 학생들에게 도움을 준다.

과학의 새로운 언어, 정보
한스 크리스천 폰 베이어 지음 / 전대호 옮김 / 352쪽 / 18,000원

양자역학이 보여 주는 '반직관적인' 세계관과 새로운 정보 개념의 소개. 눈에 보이는 것이 세상의 전부가 아님을 입증해 주는 '양자역학'의 세계와, 현대 생활에서 점점 더 중요시되는 '정보'에 대해 친근하게 설명해 준다. IT산업에 밑바탕이 되는 개념들도 다룬다.

한국과학문화재단 출판지원 선정 도서

엘러건트 유니버스
브라이언 그린 지음 / 박병철 옮김 / 592쪽 / 20,000원

초끈이론과 숨겨진 차원, 그리고 궁극의 이론을 향한 탐구 여행. 초끈이론의 권위자 브라이언 그린은 핵심을 비껴가지 않고도 가장 명쾌한 방법을 택한다.

〈KBS TV 책을 말하다〉와 〈동아일보〉〈조선일보〉〈한겨레〉 선정 '2002년 올해의 책'

우주의 구조
브라이언 그린 지음 / 박병철 옮김 / 747쪽 / 28,000원

『엘러건트 유니버스』에 이어 최첨단 물리를 맛보고 싶은 독자들을 위한 브라이언 그린의 역작! 새로운 각도에서 우주의 본질에 관한 이해를 도모할 수 있을 것이다.

〈KBS TV 책을 말하다〉 테마북 선정, 제46회 한국출판문화상(번역부문, 한국일보사), 아·태 이론물리센터 선정 '2005년 올해의 과학도서 10권'

파인만의 물리학 강의
volume I 역학·복사·열 volume II 전자기학·물성
volume III 양자역학 (출간 예정) volume IV 강의록에 딸린 문제 풀이
리처드 파인만 외 지음 / 박병철·김인보 외 옮김 / 1권 38,000원(양장, 분권한 반양장 동시 출간) 2권 40,000원 4권 15,000원

40년 동안 한 번도 절판되지 않았던, 전 세계 이공계생들의 필독서. 파인만의 빨간 책. 4권은 강의록에 누락된 네 차례의 강의와 음성 녹음, 그리고 사진 등을 찾아 복원하여 탄생한 책으로, 파인만의 전설적인 강의록을 보충하는 참고서이다.

서울시 교육청이 선정한 2006년 중3, 고1 대상 권장도서

천재 : 리처드 파인만의 삶과 과학
제임스 글릭 지음 / 황혁기 옮김 / 792쪽 / 28,000원

『카오스』의 저자 제임스 글릭이 쓴, 천재 과학자 리처드 파인만의 전기. 과학자라면, 특히 과학을 공부하는 학생이라면 꼭 읽어야 하는 책.

아·태 이론물리센터 선정 '2006년 올해의 과학도서 10권'
2006년 과학기술부 인증 '우수과학도서'

파인만의 여섯 가지 물리 이야기
리처드 파인만 강의 / 박병철 옮김 / 246쪽 / 양장 13,000원 반양장 9,800원

파인만의 강의록 중 일반인도 이해할 만한 '쉬운' 여섯 개 장을 선별하여 묶은 책. 미국 랜덤하우스 선정 20세기 100대 비소설 가운데 물리학 책으로 유일하게 선정된 현대과학의 고전.

간행물윤리위원회 선정 '청소년 권장 도서'

볼츠만의 원자
데이비드 린들리 지음 / 이덕환 옮김 / 340쪽 / 15,000원

19세기 과학과 불화했던 비운의 천재, 루트비히 볼츠만의 생애와 과학이론의 발자취.

간행물윤리위원회 선정 '청소년 권장 도서'

수학 An invention of the human mind

소수의 음악 : 수학 최고의 신비를 찾아
마커스 드 사토이 지음 / 고중숙 옮김 / 560쪽 / 20,000원

소수, 수가 연주하는 가장 아름다운 음악! 이 책은 세계 최고의 수학자들이 혼돈 속에서 질서를 찾고 소수의 음악을 듣기 위해 기울인 힘겨운 노력에 대한 매혹적인 서술이다. 일반인을 위한 '리만 가설', 최고의 안내서.

2007년 과학기술부 인증 '우수과학도서'

리만 가설 : 베른하르트 리만과 소수의 비밀
존 더비셔 지음 / 박병철 옮김 / 560쪽 / 20,000원

수학의 역사와 구체적인 수학적 기술을 적절하게 배합시켜 '리만 가설'을 향한 인류의 도전사를 흥미진진하게 보여 준다. 일반 독자도 명실 공히 최고 수준이라 할 수 있는 난제를 해결하는 지적 성취감을 느낄 수 있을 것이다.

뷰티풀 마인드
실비아 네이사 지음 / 신현용, 승영조, 이종인 옮김 / 757쪽 / 18,000원

존 내쉬의 영화 같았던 삶, 그의 삶 속에서 진정한 승리는 정신분열증을 극복하고 노벨상을 수상한 것이 아니라, 아내 앨리샤와의 사랑이 끝까지 살아남아 성장할 수 있었다는 점이다.

간행물윤리위원회 선정 '우수도서', 영화 〈뷰티풀 마인드〉 오스카상 4개 부문 수상